頼れる主治医になるための
高齢者診療のコツを
各科専門医が教えます

編集：木村琢磨（北里大学医学部総合診療医学・地域総合医療学）
　　　松村真司（松村医院）

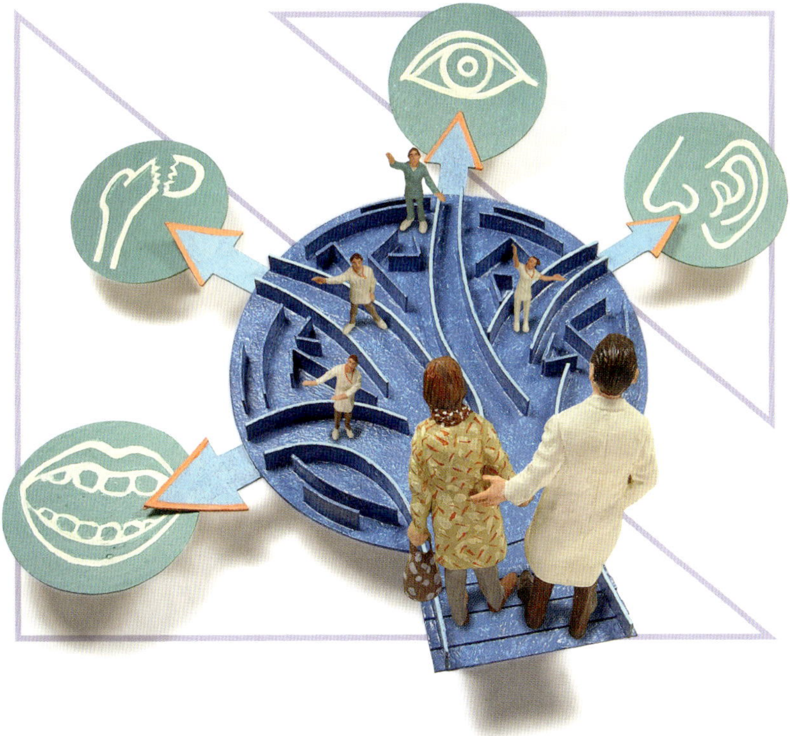

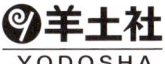

謹告 ─────────────────────────────
　本書に記載されている診断法・治療法に関しては，発行時点における最新の情報に基づき，正確を期するよう，著者ならびに出版社はそれぞれ最善の努力を払っております．しかし，医学，医療の進歩により，記載された内容が正確かつ完全ではなくなる場合もございます．
　したがって，実際の診断法・治療法で，熟知していない，あるいは汎用されていない新薬をはじめとする医薬品の使用，検査の実施および判読にあたっては，まず医薬品添付文書や機器および試薬の説明書で確認され，また診療技術に関しては十分考慮されたうえで，常に細心の注意を払われるようお願いいたします．
　本書記載の診断法・治療法・医薬品・検査法・疾患への適応などが，その後の医学研究ならびに医療の進歩により本書発行後に変更された場合，その診断法・治療法・医薬品・検査法・疾患への適応などによる不測の事故に対して，著者ならびに出版社はその責を負いかねますのでご了承ください．
─────────────────────────────

序

───── 高齢者の"頼れる主治医"を目指そう ─────

　わが国では，各々の患者さんがその症状に応じて専門診療科を自由に受診することが可能であり，一次医療と専門医療が明確に分かれた諸外国の医療システムとは異なります．これには，より早期に臓器・領域別の専門診療を受診できるというメリットがあります．しかし同時に，「自分の専門外の症状に関心をもたない医師」や「適切な一次対応ができない医師」を最初に受診した場合，このようなわが国の医療システムの恩恵を十分に提供できない，という危険性もはらんでいます．特に，複数の健康問題を有し，疾病が慢性に経過することが多い高齢者診療では，十分な連携が取れないままに，患者さんの判断で数多くの専門診療科の診療を受けることが，必ずしも良い結果に繋がらないこともしばしば経験するところです．特に高齢者診療では，専門診療科の受診が必要か否かを判断し，複数の健康問題を総合的にマネージメントすることができる，いわば"頼れる主治医"の存在が特に重要になってくるのです．

　本書は，高齢者のよくある臨床問題に対して，それがたとえ自分の専門領域と異なる領域の問題であったとしても，適切に対応することができる"頼れる主治医"となることを目指して作成されました．"頼れる主治医"が活躍する場としては，血液迅速検査や一般画像検査が不可能で，専門医が常駐しない診療所・小病院を想定しました．構成は，高齢者の外来・病棟・訪問・施設診療において遭遇する頻度の多い臨床問題について，①患者の訴えや臨床状況，②実際に行う診療手順と専門診療科への紹介基準，③診療内容に対する専門医からのフィードバック，をそれぞれ具体的に提示し，④高齢者の"頼れる主治医"としてさまざまな臨床問題に対応するコツを，各科の専門医からアドバイスを受ける形式としてあります．

　わが国の超高齢化が，今後急速に進展することは明らかです．必然的に，訪問診療を受けている患者や，施設で生活する方など，通院が困難で専門

診療へのアクセスが良好でない高齢者もこれまで以上に増加します．このような状況下では，たとえそれが自分の専門外の領域の問題であっても，適切に対応し，必要に応じ専門診療へと確実に繋ぐ「連携能力」を有する"頼れる主治医"の存在は質の高い高齢者診療のためにきわめて重要な位置を占めていくのです．

　本書が，読者の先生方が高齢者の"頼れる主治医"となることに寄与し，ひいてはわが国の高齢者診療の質の向上に少しでも役立てば，編者として望外の喜びです

　2015年2月

木村琢磨　松村真司

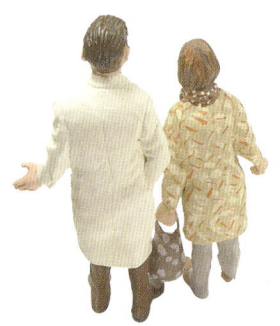

頼れる主治医になるための高齢者診療のコツを各科専門医が教えます contents

序 …………………………………………………………… 木村琢磨，松村真司　3

本書の構成 ………………………………………………………………………… 12

序章 "頼れる主治医"として高齢者を診る際の心得

1. 高齢者に専門診療科を紹介するか否かの判断 ………………… 木村琢磨　16
2. 高齢者に専門診療科を受診してもらう前に主治医が行うべきこと … 木村琢磨　18
3. 患者紹介のために知っておくべきこと ………………………… 齋藤雄之　20
4. 臨床を行う施設の規模と紹介基準 ……………………………… 齋藤雄之　22
5. 患者紹介のタイミングとガイドライン ………………………… 筧 孝太郎　24
6. 患者・家族と紹介のニーズが一致しないとき ………………… 今永光彦　26
7. 診療情報提供書（紹介状）の書き方 …………………………… 山寺慎一　29
8. 日常診療において非専門領域の省察をするということ ……… 北西史直　31

各科専門医が教える高齢者診療のコツ

第1章　眼科的問題

1. 目やにがひどく，充血している　眼の眼脂・充血・瘙痒 ……… 外山哲也／草野良明　34
2. 目やにが多く，涙がよく出る　流涙・眼脂 ……………………… 外山哲也／草野良明　38
3. 頭痛，吐き気があり，眼が充血している　頭痛を伴う赤眼 …… 外山哲也／草野良明　40
4. 突然目が見えなくなった　急性発症の視力障害 ………………… 外山哲也／草野良明　42
5. 眼が腫れて痛みがある　眼瞼の腫脹・発赤 ……………………… 外山哲也／草野良明　44

6.	目がチラチラしてモノが歪んで見える　飛蚊症・歪視 …… 外山哲也／草野良明	46
7.	逆さまつげ　睫毛内反 …………………………………… 外山哲也／草野良明	48
8.	眼がかゆい　アレルギー性結膜炎 ……………………… 外山哲也／草野良明	50
9.	「眼科で処方されていた目薬を出してほしい」と言われた	
	点眼薬の処方と選択 ………………………………… 外山哲也／草野良明	54
10.	眼の手術を受けるが薬を続けてよいのか	
	抗凝固薬・抗血小板薬に関する考え方 …………… 外山哲也／草野良明	56

Column
- ❶ 白内障手術のタイミング ………………………………………… 草野良明　37
- ❷ 眼科医から伝授する，「最近よく見えないんですが」と
  患者や家族から聞かれたときの対応 …………………………… 草野良明　53

第2章　皮膚科的問題

1.	赤い皮疹ができた　発疹がある …………………………… 石川純也／佐藤友隆	58
2.	赤い痒みのある発疹が全身にできた　全身の発疹 ……… 石川純也／佐藤友隆	62
3.	顔に黒いデキモノができた　皮膚の結節 ………………… 石川純也／佐藤友隆	64
4.	陰部がかゆいんです　陰部の瘙痒 ………………………… 石川純也／佐藤友隆	66
5.	水虫ができた　白癬が疑われるとき ……………………… 石川純也／佐藤友隆	68
6.	水疱ができた　類天疱瘡 …………………………………… 石川純也／佐藤友隆	70
7.	巻き爪が痛い　陥入爪 ……………………………………… 石川純也／佐藤友隆	72

Column
- ❸ 皮膚科医から伝授する，発疹はないのに身体がかゆいという高齢者への対応 …… 佐藤友隆　61

第3章　婦人科的問題

1.	認知症を伴う高齢者に茶褐色の帯下が出現	
	茶褐色の帯下 ………………………………………… 今永光彦／倉澤剛太郎	74
2.	陰部にかゆみと痛みがある　カンジダ腟炎をくり返す患者 …… 今永光彦／倉澤剛太郎	76
3.	子宮留膿腫の患者，婦人科コンサルトはどのようなときに？	
	子宮留膿腫 …………………………………………… 今永光彦／倉澤剛太郎	78

4. 子宮脱をくり返す高齢女性　骨盤臓器脱 ……………………今永光彦／倉澤剛太郎　80

Column
❹ 産婦人科医から伝授する，高齢者子宮がん検診に関する考え方 …………倉澤剛太郎　83

第4章　整形外科的問題

1. ベッド脇で動けなくなった　高齢者に多い骨折と受傷機転 ………新森加奈子／仲田和正　84
2. カッターナイフで指をきった　手指切創の処理 ……………新森加奈子／仲田和正　88
3. 休み休みにしか歩けない　腰部脊柱管狭窄症 ………………新森加奈子／仲田和正　90
4. 急に腰が痛くなった．ぎっくり腰？　急性腰痛症 …………新森加奈子／仲田和正　92
5. 肩が痛くて挙がらない　肩関節周囲炎 ………………………新森加奈子／桜井　隆　94
6. 手にがんができた？　ばね指・ガングリオン ………………新森加奈子／仲田和正　96
7. 足をひねった　足関節捻挫 ……………………………………新森加奈子／仲田和正　98
8. 骨粗鬆症が心配　骨粗鬆症のフォロー ………………………新森加奈子／桜井　隆　100
9. 腰の痛みが続く　慢性の腰痛 …………………………………新森加奈子／桜井　隆　102
10. 手を骨折したかもしれないのでソフトシーネを巻く
　　Colles骨折 ……………………………………………………新森加奈子／仲田和正　104
11. 膝が痛いので注射をしてほしい　変形性膝関節症 …………新森加奈子／桜井　隆　106

Column
❺ 整形外科医から伝授する，高齢者の大腿骨近位部骨折における手術適応の考え方
　　………………………………………………………………………………仲田和正　87

第5章　耳鼻咽喉科的問題

1. 歩くとフラフラする　慢性の非回転性めまい感 ……………木村琢磨／小川茂雄　108
2. 家族から難聴といわれているが，本人は補聴器を希望しない
　　難聴への対応 …………………………………………………木村琢磨／小川茂雄　110
3. 何年も耳掻きをしていません　耳垢栓塞 ……………………木村琢磨／小川茂雄　112
4. 鼻血が出て止まらない　鼻出血 ………………………………木村琢磨／小川茂雄　114
5. 耳の中がかゆい　外耳道炎 ……………………………………木村琢磨／小川茂雄　118
6. 鼻水が垂れてくる　鼻炎 ………………………………………木村琢磨／小川茂雄　120

Column
❻ 耳鼻咽喉科医から伝授する，耳の遠いお年寄りへの接し方 …………………………小川茂雄　117

第6章　脳外科的問題

1. ふらついて頭を打った　minor head injury ………………………矢吹　拓／森　俊樹　122
2. 最近歩きにくく，物忘れもある
   特発性正常圧水頭症を疑うとき ………………………………………矢吹　拓／森　俊樹　124

Column
❼ 脳神経外科医から伝授する，高齢者の慢性硬膜下血腫に関するあれこれ………森　俊樹　126
❽ 頸動脈狭窄〜その発症機序と治療のいま………………………………………森　俊樹　127

第7章　外科的問題

1. 熱湯をこぼし，やけどの後，水ぶくれになった
   軽い熱傷 ………………………………………………………………筧 孝太郎／土肥直樹　128
2. 胸の「しこり」が気になる　乳房のしこり …………………………筧 孝太郎／土肥直樹　130
3. 間歇性跛行があるが脊柱管狭窄症の影響はないといわれた
   下肢閉塞性動脈硬化症 …………………………………………………筧 孝太郎／土肥直樹　132
4. 手術受けたほうがいいけどなぁ…　術前検査と手術侵襲 ………筧 孝太郎／平井栄一　134

Column
❾ 外科医から伝授する，高齢者における消化器手術適応の考え方 …………………平井栄一　137

第8章　泌尿器科的問題

1. 尿意がはっきりしないが残尿があるかもしれない
   画像検査が限られる中での残尿や前立腺の評価 ……………………今永光彦／滝沢明利　138
2. 前立腺がんの発症に気をつけながら，前立腺肥大症をどうフォローするか
   前立腺肥大症のフォロー ………………………………………………今永光彦／滝沢明利　140
3. 泌尿器科より引き継いだ高齢患者の前立腺がんフォロー
   前立腺がんのフォローの引継ぎ ………………………………………今永光彦／滝沢明利　142
4. 尿失禁・頻尿に対して過活動性膀胱を疑ったが第一選択薬剤で効果がない
   過活動性膀胱に対するアプローチ ……………………………………今永光彦／滝沢明利　144

Column

⑩ 前立腺肥大症の手術適応 ……………………………………………… 滝沢明利　146

⑪ 泌尿器科医から伝授する，尿道バルーンが入りにくいときへのアドバイス ……… 滝沢明利　147

第9章　口腔・歯科の問題

1. 食事量が減ったため口腔内を診ると潰瘍ができていた
   義歯不適合に気付くには ………………………… 近藤秀一／吉岡美和，海老原 務　148

2. 誤嚥性肺炎予防のため，口腔ケアの指導をしたい
   口腔ケアの指導法 ……………………………… 近藤秀一／吉岡美和，海老原 務　150

3. 抗血栓治療中の患者から，抜歯について相談された
   抜歯時の抗血小板薬・抗凝固薬 ………………… 近藤秀一／吉岡美和，海老原 務　154

Column

⑫ 歯科医から伝授する，歯科介入で改善しうる高齢者における口腔・歯科問題
　……………………………………………………………………… 吉岡美和，海老原 務　153

第10章　精神科的問題

1. 「眠れない」と訴えるが，家族に聞くと本当は寝ている
   不眠を訴える ………………………………………………… 近藤秀一／益子雅笛　156

2. 「眠れない」と訴え，本当に眠れていない　睡眠障害 ……… 近藤秀一／益子雅笛　159

3. 夕方から落ち着きがなくなり，怒りやすくなる　せん妄の判断 … 小林正樹／益子雅笛　161

4. 引越しをしてから元気がない　低活動型せん妄を疑うとき ……… 小林正樹／益子雅笛　163

5. 認知症が先か？　うつ状態が先か？
   元気がなく身体疾患が否定的なとき ……………………… 山寺慎一／益子雅笛　166

6. 最近もの忘れが増えた　軽度の認知機能障害（MCI）への対応 … 小林正樹／益子雅笛　168

7. 孤独や機能障害を抱えた高齢者　高齢者におけるうつ状態 ……… 山寺慎一／益子雅笛　170

8. 車の運転をやめさせたい　運転免許に関する判断 …………… 川﨑　祝／益子雅笛　172

Column

⑬ 精神科医から伝授する，高齢者に対する薬物減量・中止のコツ ………… 益子雅笛　175

⑭ 精神科医から伝授する，短時間でできる高齢者の認知機能スクリーニング法 …… 益子雅笛　176

第11章 栄養・リハビリテーションの問題

1. この高齢者はいったい何ができて何ができないのであろうか
   高齢者の生活・自立度を評価する ……………………………… 木村琢磨／森　俊樹　178
2. この患者の栄養は十分なのであろうか
   高齢者の栄養状態・食事内容を評価する ……………………… 木村琢磨／宮内眞弓　180
3. 寝込んでから足腰が弱ってしまった
   廃用症候群の予防とリハビリ …………………………………… 木村琢磨／森　俊樹　184
4. 患者が再び転ばないためにはどうすればよいのか
   転倒リスクと予防 ………………………………………………… 木村琢磨／森　俊樹　186
5. 食事内容や食べさせ方で誤嚥を減らすには
   誤嚥への対応 ……………………………………………………… 木村琢磨／宮内眞弓　188
6. 片麻痺への配慮をしたい　片麻痺患者へのリハビリ的対応 …… 木村琢磨／森　俊樹　190
7. また口から食べたい！を実現するために
   胃瘻から経口摂取にトライする ………………………………… 木村琢磨／森　俊樹　192

Column
⑮ 栄養士から伝授する，手軽に指導できる食事形態 …………………………… 宮内眞弓　183
⑯ リハビリ医から伝授する，患者・家族へのかかわり方 ……………………… 森　俊樹　195

第12章 救急医学的問題

1. 胸骨圧迫以外に何ができるか
   救急車につなぐまでの診療所での心肺蘇生 …………………… 川﨑　祝／鈴木　亮　196
2. 誤嚥性肺炎が軽快して退院したが急変し，家族が救急車を呼んだ
   高齢者の急変についての考え方 ………………………………… 森本泰治／鈴木　亮　200

Column
⑰ 脳死と臓器提供について一般臨床医が知っておくべきこと ………………… 鈴木　亮　199

索　引 ………………………………………………………………………………………… 202

序章とコラム以外の執筆者名は（一般臨床医／専門医）で表記

執筆者一覧

編集

木村琢磨	北里大学医学部総合診療医学・地域総合医療学
松村真司	松村医院

一般臨床医 (掲載順)

木村琢磨	北里大学医学部総合診療医学・地域総合医療学
齋藤雄之	いなべ総合病院内科
筧 孝太郎	北里大学医学部総合診療医学
今永光彦	国立病院機構東埼玉病院総合診療科
山寺慎一	医療法人菜の花会菜の花診療所
北西史直	トータルファミリーケア北西医院
外山哲也	国立病院機構東埼玉病院総合診療科
石川純也	北里大学医学部総合診療医学・地域総合医療学
新森加奈子	北里大学医学部総合診療医学・地域総合医療学
矢吹 拓	国立病院機構栃木医療センター内科
近藤秀一	国立病院機構東埼玉病院総合診療科
小林正樹	国立病院機構栃木医療センター内科
川﨑 祝	いなずさ診療所
森本泰治	森本病院内科

各科専門医 (掲載順)

草野良明	あおぞら眼科クリニック
佐藤友隆	北里大学北里研究所病院皮膚科
倉澤剛太郎	小諸厚生総合病院産婦人科
仲田和正	西伊豆病院整形外科
桜井 隆	さくらいクリニック
小川茂雄	小川耳鼻咽喉科医院
森 俊樹	済生会神奈川県病院リハビリテーション科
土肥直樹	相模原市国民健康保険内郷診療所
平井栄一	東京女子医科大学八千代医療センター消化器外科
滝沢明利	藤沢市民病院泌尿器科
吉岡美和	国立病院機構東埼玉病院歯科・歯科口腔外科
海老原 務	国立病院機構東埼玉病院歯科・歯科口腔外科
益子雅笛	たけだメンタルクリニック
宮内眞弓	国立がん研究センター中央病院栄養管理室
鈴木 亮	国立病院機構東京医療センター救命救急センター

本書の構成

一般臨床医のアプローチと疑問

❶ **高齢者診療でよく出合う臨床問題と症例を提示**しています

❷ **一般臨床医がどのように考え[考えたこと],どのようなマネジメントをしたのか[行ったこと]**記載しています

❸ **一般臨床医の迷いどころや疑問点**を提示.回答は右ページに下線で示しています

第4章 整形外科的問題

8. 骨粗鬆症が心配

骨粗鬆症のフォロー

症例 71歳の女性.友人が骨粗鬆症検診で要指導になったという話を聞いて,自分も骨粗鬆症なのではないかと心配になったため,検査や薬の相談をしようと思い診療所を受診した.
既往歴:腰痛症,脂質異常症

一般臨床医のアプローチ

■ 考えたこと

閉経後の女性で亀背もあるため,骨粗鬆症の可能性は十分にあり,詳細な病歴聴取で骨折リスクの評価を行う必要があると考えた.一方で,骨密度測定のためのDEXA(dual energy X-ray absorptiometry)も必要と考えたが,診療所では検査できないため,この点に関しては今後検討することとした.

■ 行ったこと

75歳未満であるため骨折リスク評価ツール(FRAX®)[1])に用いられる危険因子(表)をもとに評価したところ,FRAX®による今後10年間の骨粗鬆症骨折リスクは15%以上であった.そこで,改めて腰痛症について確認すると,以前他院で腰椎の圧迫骨折を指摘されたとの話であった.DEXAが施行できず骨密度は不明であったが,脆弱性骨折ありと判断し,薬物療法を開始することとした.認知症はなく詳細な内服指導も可能であったので,ビスフォスフォネート(BIS)と活性型ビタミンD製剤で治療開始した.ただし,亀背のある患者であるため胃腸症状が出現し内服継続が困難となる可能性は考えられたので,その場合にはSERM(選択的エストロゲン受容体モジュレーター)に変更することとし,その旨を説明した.あわせて,転倒予防の介入および食事指導,運動指導を開始することとした.

表 FRAX®に用いられる危険因子

年齢,性別	関節リウマチ
身長,体重	アルコール摂取
両親の大腿骨近位部骨折歴	続発性骨粗鬆症
現在の喫煙	骨密度
ステロイド	

❓ ここが知りたい

- 高齢者で,病歴・姿勢などから特に骨粗鬆症が疑われるのは,どのような場合でしょうか?❹
- 骨密度の測定ができない場合や脆弱骨折の有無がはっきりしない場合の薬剤開始基準について教えてください.特に男性の場合や,FRAX®での評価が行えない75歳以上の女性の場合,いかがでしょうか?❺
- ビスフォスフォネートの長期投与と骨折,休薬の必要性について教えてください❻

専門医からのフィードバック

専門医のアドバイス

■ 症例への対応

X線にて脊椎圧迫骨折の状態、海面骨骨梁構造の変化を確認したい。また最近の転倒歴などもチェックする。ビスフォスフォネート（BIS）の胃腸障害に対しては週1回のゼリー製剤、月1回製剤、あるいは点滴、静注製剤の使用も可能である（投与開始時には稀ではあるがインフルエンザ様の急性期反応に注意する）。もちろん腹筋、背筋トレーニングや転倒予防も大切である。

■ 一般的な対応

- 閉経後女性および50歳以上の男性に大腿骨近位部骨折、あるいは椎体圧迫骨折など脆弱性骨折を認めた場合には（骨密度測定できなくても）骨粗鬆症と診断して治療を開始する❹。また脆弱性骨折がなくても、やせ（BMI低値）、円背変形、腰背部痛、3cm以上の身長低下、肋骨－腸骨距離の短縮（通常は4横指以上、2横指以下で脊椎圧迫骨折による円背変形、あるいは踵－臀部－背部と壁に付けて立ったときに後頭部が壁につかない）があれば骨粗鬆症の確率は高い❹。できれば一度は骨密度測定をしたいが、困難ならならFRAX®で評価し、骨折リスク15％以上なら治療開始。
- FRAX®はより骨質を反映する可能性があることから骨密度測定値よりも優先して採用される。関節リウマチ、糖尿病、CKD、COPD、認知症などは続発性骨粗鬆症の危険因子である。またBIS開始の場合は歯科治療への配慮も必要である[2]。PTH（副甲状腺ホルモン）製剤・テリパラチドの費用対効果は今後の課題である。
- BISの長期投与による非定形大腿骨骨折の可能性が報告されているが、発生頻度は低く、BISの投与期間に関してのコンセンサスは得られていない。5年ぐらいで再評価は必要だが、既存骨折があり骨密度が低い場合は継続してさしつかえない❹。

■ コンサルテーション・紹介のタイミング

- やせていて円背変形がある、腰痛や膝関節痛、転倒歴がある、いわゆる"ロコモティブシンドローム"、またステロイド使用など二次性の骨粗鬆症が疑われる場合は骨粗鬆症を専門とする整形外科医へ紹介する。

［参考文献］
1) FRAX® WHO骨折リスク評価ツール
   (http://www.shef.ac.uk/FRAX/tool.jsp?lang=jp)
2) 「ビスフォスフォネート関連顎骨壊死に対するポジションペーパー（改訂追補2012年版）」ビスフォスフォネート関連顎骨壊死検討委員会、2012
   (http://jsbmr.umin.jp/guide/pdf/bronjpositionpaper2012.pdf)
3) 『わかる！できる！骨粗鬆症リエゾンサービス』(中村利孝/監、萩野浩、他/編)、医薬ジャーナル社、2013

「最初の骨折を最後の骨折に」するために骨粗鬆症治療を

序章

"頼れる主治医"として高齢者を診る際の心得

1. 高齢者に専門診療科を紹介するか否かの判断 ……… 16
2. 高齢者に専門診療科を受診してもらう前に
   主治医が行うべきこと ……………………………………… 18
3. 患者紹介のために知っておくべきこと ……………… 20
4. 臨床を行う施設の規模と紹介基準 …………………… 22
5. 患者紹介のタイミングとガイドライン ……………… 24
6. 患者・家族と紹介のニーズが一致しないとき ……… 26
7. 診療情報提供書(紹介状)の書き方 …………………… 29
8. 日常診療において非専門領域の省察を
   するということ …………………………………………… 31

序章 "頼れる主治医"として高齢者を診る際の心得

1. 高齢者に専門診療科を紹介するか否かの判断

木村琢磨

　高齢者に専門診療科を紹介するか否かの判断は，受診の負担度・メリット，患者背景，意思決定能力を考慮し，患者本人，家族や医療・介護スタッフの考えを加味して行う．

◆ 専門診療科受診の負担度・メリット

　まず，受診の負担度よりも受診のメリット，つまり「専門診療科受診の医学的適応や恩恵」が上回るかどうかを医師として吟味する．この際，負担度には身体的・心理的・経済的なことはもちろん，高齢者に特有の問題として「治療へ協力できるか否か」「入院となる可能性があれば，せん妄・転倒のリスク」なども考慮しなければならない．また，メリットとして，根治や生命予後のみならず機能予後やQOLを重視する．

◆ 患者背景

　つぎに，**患者背景**を考慮することが他の年代以上に求められる．これには介護力，住環境，社会とのつながりなどが当てはまる．同じ臨床問題を抱えた高齢者であっても，「独居か大家族か」「自宅の段差や浴室環境」「近所付き合いの程度」などによってその後のマネージメントは大いに異なる．

◆ 意思決定能力

　さらに，**意思決定能力**，つまり「どこまで本人の意向を汲み取るか」は最も重要となる．高齢者における臨床問題に対してアプローチする際には，「しっかりしていると考えていたが，意思決定能力に限界があること」や，「認知機能が低下していると考えていたが，ある程度の意思決定能力が残存している」と気付かされることの両面があり得る．そのため，**認知機能と理解度**を探ることが前提となる．そのうえで意向やニーズを可能な範囲で汲み取り，最終的には医師がどのように説明するかによるところが大きいであろう（[6. 患者・家族と紹介のニーズが一致しないとき]の項を参照）．

患者・家族と医療・介護スタッフの意向

　家族の意向を含めて専門診療科を受診してもらうか否かについて協議することは多いと考えられるが，その際，患者と家族の意向がバランス良く取り入れられているかを吟味する必要がある．そもそもわが国の高齢者は，併合（相手の機嫌を推し量り，自らの考えを曲げてまでして気に入られようとする），同調（自分の意見を出さず，相手の態度に賛成する），追従（相手の言ったことにそのまま従う）することが少なくないと考えられ，患者の発言が，特に家族の前である場合には本音であるか否かを見極める必要がある[1]．ある程度進行した認知症であっても，家族が同席した場では言いにくい内容がありうると考えられるので，必要に応じて患者とのみで話す場を設け，**患者の自発的な発言も聞くようにすべきであろう**．また，もしも患者の日常に関わる医療・介護スタッフがいれば，その視点もとり入れて検討する．それは，とかく生命予後などに偏ることが多い医師が設定するアウトカムとともに，生活・趣味などさまざまな視点をふまえた多面的な患者アウトカムを考慮することにつながりうるので効果的である．

　以上をふまえ，専門診療科を受診してもらうという方針がある程度明確になれば，医師がリーダーシップをとって手順を踏んだうえで，専門診療科へつなげるべきであろう（［2. 高齢者に専門診療科を受診してもらう前に主治医が行うべきこと］，［3. 患者紹介のために知っておくべきこと］の項も参照）．

参考文献
　1）室伏君士：痴呆老人の人権，「痴呆老人への対応と介護」，pp.250-255，金剛出版，1998

序章 "頼れる主治医"として高齢者を診る際の心得

2. 高齢者に専門診療科を受診してもらう前に主治医が行うべきこと

木村琢磨

　以下に示す"高齢者に専門診療科を受診してもらう前に主治医が行うべきこと"は，不必要な受診を減らし，専門診療科を受診するという判断をより確固たるものとし，円滑で効果的な受診へ繋げるために必要である．

◆ 専門診療科に事前に相談する

　まず，専門診療科を受診するか否かの判断が困難であったり，特別な事情があるケースでは，受診前にあらかじめ専門診療科の医師へ直接相談できれば理想的である（previsit advice）[1]．高齢者臨床では，ある臨床問題において専門診療科を受診するか否かについてジレンマが生じていることも多い．そもそも，専門診療科を受診する基準やタイミングは，施設の規模やアクセスによっても異なるという難しさを含んでいる（[5. 患者紹介のタイミングとガイドライン]の項，[4. 臨床を行う施設の規模と紹介基準]の項を参照）．そのため，患者が受診する前に専門診療科の医師とやりとりする意義は大きい．

　受診前にあらかじめ専門診療科の医師へ直接相談するためには，「顔の見える関係の構築」が大前提で，自ずと地域におけるネットワークや人間関係づくりが必要となる．実際には，直接のやりとりよりも電話や電子メールが一般的であると考えられるが，information technologyが発達している昨今では各種のSNS（social networking service）も有効な手段となりうる．ただし，個人情報の保護に十分に留意する．なお，このような専門診療科の医師とのやり取りの際，相手の医師には，診療責任は原則生じず，「診療内容について非公式に専門医へ相談」しているに過ぎないことは認識しておく（informal consultation, curbside consultation）．

◆ 紹介の際は目的を明確に

　つぎに，患者に専門診療科を受診してもらう際は，明確な目的を記した紹介状（診療情報提供書）を作成するべきである．もちろんケースバイケースであるが，高齢者では専門診療科で，当初意図していた以上に介入がなされたり，"専門診療科・専門医"に求めたつもりの目的が果たされずに戻ってくることも珍しくはない．そこで，「認知機能低下の急激な進行に伴い，頭部MRI施行のご依頼」「変形性膝関節症

の手術適応についてご相談をさせていただきます」など，何らかの検査・処置・薬剤などについて具体的な受診目的を記すべきであろう[1]．

また，紹介状（診療情報提供書）には，患者サイドの意向について，「脳梗塞の可能性は低いとご説明してもご家族が心配されています」「積極的に治療を受けたいとおっしゃっています」など，患者・家族の意向に関するニュアンスを含めて記載するべきである．家族のいる高齢者には，付き添いを促す必要があるが，そのうえで「本人の意向と家族の意向の一致度」「主治医がリスクなど一定の説明をしたうえで，専門診療科・専門医の受診を希望されている旨」など，受け手側である専門診療科に役立つ内容を記載するように努力する（[7．診療情報提供書（紹介状）の書き方]の項を参照）．

本書の主眼は，専門診療科へ**対診**（consultation），つまり「患者の特定の臨床問題について一時的に意見を求める」ことであるが，もしも，**紹介**（refferal），つまり「患者の特定の臨床問題についての全責任を移譲する」のであれば，その旨を明確に記載する必要がある．なお，患者を直接診ない専門医が一定の診療責任も担う診療形態である**リエゾン**（consultation liaison）やnon Face-to-Face（information-only）consultationは，高齢者のあらゆる臨床で重要であると考えられるが，わが国ではこの事に関しては十分な議論が行われているとはいえないであろう．

● 常に"主治医"としてすべきことを考えよう

以上のような，高齢者に専門診療科を受診してもらう前に主治医が行うべきことがなされれば，物理的な要因以外にもADLや心理的な意味で，専門診療科へのアクセスが容易でないことも多い高齢者の受診を必要最小限とすることができる．そのためには，常に主治医として"できること""すべきこと"を確認し，専門診療科を受診するメリットを患者の負担と天秤にかけ（[1．高齢者に専門診療科を紹介するか否かの判断]の項を参照），専門診療科を受診するか否かを判断するべきである．そして，最終的に主治医には，紹介する医療機関や診療科のみならず，「どこの誰へ紹介するか」，つまり紹介する専門診療科のどの医師がその患者に適するかまでを判断したうえで，紹介することが求められるであろう．

参考文献

1) American college of physicians : high value care, model specialty out-patient referral request and response checklists.
(https://hvc.acponline.org/generic-referral-to-subspecialist-practice.pdf)

序章 "頼れる主治医" として高齢者を診る際の心得

3. 患者紹介のために知っておくべきこと

齋藤雄之

　高齢者を紹介する場合，患者の普段の生活の状態・活動度・認知機能などがその後の検査・治療を左右する場合が多くある．紹介を行うにあたって，紹介者が自分では診断や治療がわからないからすぐに患者を紹介する，本人・家族が望めばすべて紹介するという姿勢では，患者の利益とならない場合があり，また紹介先医師も患者の状態・意向によっては，その後の検査・治療に困る場合が出てくる．症状・疾患の検査適応，治療適応を認識し，患者本人のニーズも理解したうえで紹介を行うことで，その後の患者と紹介先医師との関係も良好に保つことができる．

◆ 検査・治療について情報を集める

　まずは紹介するにあたって情報収集を行う必要がある．一般的な検査適応・治療適応はガイドライン，さまざまな成書や現在ではインターネットからの情報収集などで内容を比較的簡単に知ることができる．知識として知っておくことで大まかな検査内容や治療内容・それぞれの効果・侵襲度・副作用などを把握でき，患者に説明を行い紹介すべきかの相談を行うことができる．

◆ 検査・治療で望まれる結果を個別に検討する

　一方，高齢者の場合は一般的な検査・治療適応が当てはまらない場合も多い．紹介するにあたって目の前の高齢者が検査・治療によってどのような結果が望めるか個別に検討する必要がある．また本人の生活の状態，他疾患による生命予後，意向なども紹介にあたっての重要な要素である．例えば，成人で便潜血陽性や下血を認めれば一般的には精査のため大腸内視鏡検査が勧められる．しかしベッド上生活となっている高齢者や，下剤の大量使用が困難な場合などでは内視鏡検査は困難であることも多い．大腸内視鏡検査の代替として，腹部CT検査によって大まかな状態の把握をする方法や，移動が困難である場合などは十分説明と同意のもと検査を行わずに経過をみる選択肢などもあり，普段の状態・意向などによって検査適応が変わる．

　高齢者では検査結果のいかんに関わらず侵襲的な治療を行わず，すべての検査をしないという選択枝もあるが，正確な診断がわからなくても大まかなことがわかることが有用な場合もある．例えば，大腸内視鏡は施行できなくともCTにて大きな病

変がないこと，大腸壁に肥厚があり肝臓に転移を疑う所見があるとわかっている場合では，その後起こりうる症状・状態変化の予想・説明のもと対症療法を行うことが可能となる．何も情報がないなかで状態が変化していくのとは異なり，大まかなことがわかっているなかでの変化の場合，本人・家族・医師ともに対処や心の準備ができる．このような場合の検査目的は確実な診断をすることではなく，大まかな状態を知り今後の予測につなげるということになる．

　一方，検査・治療の侵襲度は年々下がってきており，超高齢者に対しても開腹手術・心臓カテーテル検査・治療などが行われることが多くなってきている．高齢という理由だけで検査・治療を行わない理由とは決してならない．あくまでも予定される検査・治療内容と現在の本人の状態そして今後得られる利益とのバランスが重要である．

生活の質の改善等も考慮する

　さらに紹介するにあたって，上記のように直接は生命に関わることが少ないが，生活の質の向上につながるような場合も考慮する．例えば眼が見にくい，耳が聞こえにくいなど年齢に伴う変化とも考えられる際には，本人が「年なのでしょうがない」と思っていたり，受診を考慮したことがないこともあるため，高齢であっても白内障の手術はしばしば行われるし，難聴は耳垢処置や補聴器の利用などにより改善する場合もあることを具体的に説明する．目が見える・耳が聞こえることは生活の質の向上につながり，生活上の危険回避にもつながる重要なことである．また尿が近い・回数が多い，夜何度も起きるなどの排尿に関する症状も介入を行い，改善がない場合は生活の質の改善の目的で積極的な紹介を考慮する．

　以上のように高齢者に対しての検査適応，治療適応は個々により適応が違うため，さまざまな状況・情報をもとに本人・家族と十分に相談のうえ決定していく必要がある．

序章 "頼れる主治医" として高齢者を診る際の心得

4. 臨床を行う施設の規模と紹介基準

齋藤雄之

　臨床を行う施設の規模と紹介基準は，疑う疾患によって緊急度・重症度と必要な検査・治療内容が異なるため，変わってくる．そのため，紹介をするにあたってはどのような疾患が疑われ，緊急度・重症度がどのくらいであるのかを見積もることが重要である．それによって必要な検査の内容，迅速性が決まる．つまり，自施設で行える検査内容と結果を得るまでに要する時間などによって紹介基準が異なる．適切な時間内に問題解決ができないときが紹介のタイミングとなり，精査が迅速に行えることが紹介を行う先の基準となる．

　紹介を行うにあたっては，さまざまな検査を行うことで，疑う疾患に関してどの程度のことがわかるのか（何を診断し，どんな疾患を否定できるのか），を認識しておく．つまり検査特性を知ることが紹介を行ううえで重要となる．そのうえで，自施設で検査が可能な内容（単純X線・エコー・上部消化管内視鏡）や，血液検査の結果が得られるまでにどのくらいの時間を要するかによって紹介基準も変わる．

　以上のように疾患を疑い検査を進めることが重要であるが，高齢者の場合訴えがはっきりせず，症状も乏しいことが多くあるため，想定する疾患が難しい場合もよくある．全身状態・表情などが普段と比べて変化があるかどうか見極めることも重要であり，変化があれば検査が必要な場合もあるため紹介も考慮する．つまり，紹介元で普段の状態を把握しつつ，その状態に変化があることも紹介基準となることがある．

● ケースでみる紹介についての考え方

● ケース1：自施設での血液検査を検討する場合

　慢性疾患にて定期通院中の高齢者が3カ月くらい前から徐々に疲れやすくなってきたと定期受診時に相談があった．病歴・バイタルサイン・身体所見上有意な異常所見がなければ貧血の有無・甲状腺疾患の有無などの精査のために血液検査を施行し，数日後に結果がわかる程度の時間はかかっても問題にならない場合が多いと考えられる．血液検査を施行し数日間経過を観察する間に，内服薬の整理をする，あるいは自然経過で改善をする場合もある．検査結果から，さらなる精査が必要となったり，症状の改善が乏しい，新たな症状が出現するなどがあった場合に紹介を考慮する．

ケース2：やや緊急性があり紹介を優先する場合

疲れやすさに加え体重が3ヵ月で10 kg減少したとのことがあれば，血液検査結果がどのような場合であっても，悪性腫瘍などの精査の必要性が高く，多くの場合画像評価も必要となるため検査結果を待つ必要はなく紹介を考慮する．本人の状態・希望などにもよるがこのような場合比較的速やかにCT・上部／下部内視鏡などができる施設への紹介が望ましい．ただし数日の猶予はあると考えられるので救急外来などへの紹介までの必要性は少ないと考えられる．

ケース3：緊急性が高く，迅速な紹介を要する場合

高血圧の高齢者が突然の激しい頭痛を訴えた場合などは頭部CTにてくも膜下出血（SAH）を速やかに否定する必要がある．特に自施設で頭部CTが施行できなければ，すぐに頭部CTが施行できる施設へ紹介する必要がある．紹介施設の基準はCT検査ができてSAHが否定できるかである（現実にはCTでSAHがすべて否定できるわけではないが）．検査までの猶予はなく救急外来などへ直ちに相談すべきである．

ケース4：自施設で検査ができても，治療のために迅速な紹介を要する場合

糖尿病・高血圧にて定期通院中の高齢者が来院30分前からの胸痛・冷や汗にて来院し心電図検査にて心筋梗塞が疑われる場合，可能な限り心臓カテーテル検査・治療が可能な施設へ速やかな紹介が必要になる．このような場合カテーテル検査までの時間が重要なため自施設で検査の時間を費やしてはいけない．紹介施設基準は緊急心臓カテーテル検査ができるかである．

このように紹介基準は疑う疾患の緊急度により異なり，自施設での検査で問題を解決できるかが紹介基準となる．紹介先はどのような検査・治療ができるのかをふまえ決定する．

なお，検査だけが紹介基準となるわけではなく，例えば皮膚疾患のように採血などの検査が診断に大きな影響を与えない場合でも（真菌確認などの検鏡は重要な検査である），外用薬の使用，被疑物を避けるなどの生活指導などの加療を一定期間行いつつ，経過観察を行っても改善を認めない場合が紹介が必要となるタイミングである．また，限られた設備の施設での診療では，確定診断が得られないが治療的介入を一定期間行いつつ診断する治療的診断を行うことも多い．最終的には，さまざまな疾患についての知識，治療経験をもちつつ，一定期間の介入で改善を認めない場合に紹介を考慮することも1つの紹介基準となるかもしれない．

序章 "頼れる主治医"として高齢者を診る際の心得

5. 患者紹介のタイミングとガイドライン

筧 孝太郎

　高齢者の非内科的問題で患者紹介のタイミングに迷うことがある．下記に例を挙げる．

① 施設入所中の85歳女性が，熱いお茶を右足にこぼしてしまい，徐々に水ぶくれができてしまった場合，皮膚科にすぐに紹介受診させますか？
② 老衰の経過をたどっている92歳の男性で，普段寝たきりであるが，両眼の痒みと目やに（眼脂）が多くなった場合，眼科にすぐに紹介受診させますか？

　いずれの場合も，環境によっては簡単には専門医に紹介受診させるのは難しいことが多い．その場合は，どのようなアクションがとられるだろうか．
　①では，まず熱傷の評価を行い，軽度であれば自然経過観察をしたり，疼痛時にはステロイド軟膏を塗布したりしてみることもあるだろう．しかしそれでも改善に乏しく，感染合併が考えられたりすれば，専門医を紹介するだろう．②では，まず原因を考え，抗アレルギー点眼薬や人工涙液点眼薬を使用してみることもあるだろう．しかしそれでも改善に乏しく，本人が困っていれば，専門医を紹介することになるだろう．

◆ ガイドライン紹介基準との壁

　診療ガイドラインに患者紹介のタイミングが示されている場合もある．例えば，日本腎臓学会から日本腎臓学会からCKD（chronic kidney disease：慢性腎臓病）診療ガイド2012[1]が刊行されている．その中に「CKD患者を専門医に紹介するタイミング」という項目があり詳細に記載されている．一般臨床医にとっては，大変参考になる内容だと考えられる．
　高血圧・糖尿病で定期通院する84歳男性が，CKDの紹介するタイミングに当てはまる状態になったならば，誰もが迷わず専門医に紹介するだろう．しかし，高血圧・糖尿病・脳梗塞後遺症で寝たきりの状態になっており，訪問診療を行っている78歳男性が，CKDの紹介するタイミングに当てはまる状態になったならばどうだろうか？ 前者と同様に，誰もが悩まず専門医に紹介受診させるだろうか？ 実際の臨床にはガイドラインに記載されている紹介基準と差異があることも多い．
　患者紹介のタイミングは，患者アウトカムを考え，自分にどこまでできるのかを見極め，何のための紹介なのかを考えれば，おのずと見えてくるだろう．診療の場・

セッティングの問題もあるが，それができれば，医学的な適応があるにも関わらず，あえて紹介を行わないことも利益が多いこともあるだろう．

参考文献
1)「CKD診療ガイド2012」(日本腎臓学会/編)，東京医学社，2012

序章 "頼れる主治医"として高齢者を診る際の心得

6. 患者・家族と紹介のニーズが一致しないとき

今永光彦

　「高齢者の非内科的問題」を診療するにあたり，一般臨床医がそのまま診療を行うこと，専門医にコンサルテーションやリファーを行うことは，それぞれメリット・デメリットがある．それを患者や家族に説明・理解してもらい，コンサルテーションの意義を共有することは重要なことであるが，その共有がうまくいかずにコンサルテーションに影響がでることがある．実際に，患者・家族の希望が主治医の専門医へのコンサルテーションに影響することが報告されている[1, 2]．具体的な例を提示し，主治医として専門医へのコンサルテーションが必要であると考えるが患者の家族のニーズと一致しないときに，どのように説明していけばよいかについて述べる．

◆ ケース提示

ケース1：「患者・家族はニーズがあるがコンサルテーションはすすめられない」場合

> 72歳女性．大腸癌・肝転移・骨転移ある訪問診療中の患者．骨転移が左肩甲骨にあり，疼痛コントロールを行っていた．テレビで肩の腱板断裂の話を聞いて，「これが原因なのではないか」と感じ，整形外科受診の希望あり．本人にはその可能性は非常に低いことをお伝えし，整形外科受診はしなくてよいのではないかと意見を述べた．しかし，受診先を息子さんに調べてもらっており，受診の希望は強かった．患者本人は，「先生の言うことはわかるけど，整形外科の先生に診てもらって先生の言うとおりなら，納得するから．それに息子にもいろいろ調べてもらったし…」とお話しされた．

ケース2：「患者・家族にニーズはないがコンサルテーションが必要」な場合

> 76歳男性．高血圧で診療所の外来通院中．肉眼的血尿を認め，尿細胞診検査を行ったところ，ClassⅣであった．本人に，悪性腫瘍の可能性もあるため，さらなる精査が必要であると伝え，泌尿器科受診を強くすすめた．しかし，本人は，「何かあってもいいよ．がんなら，治療するつもりはないし．自分の友人でもがんといわれて治療したけど，良くならずに死んでいったやつがいたし，それならこのまま好きなことやるよ」との返事であった．

患者・家族のニーズと医療者が考えるコンサルテーションの必要性とが一致しないとき

前述の2ケースは，患者・家族のニーズと医療者が考えるコンサルテーションの必要性とが一致しなかったケースと言えるだろう．このような場合にどのように説明していけばよいのだろうか．

①患者・家族がどのような考えなのかを把握する

例えば，ケース1に関しては，患者がなにげなく口にしたことに対して，息子がいろいろと調べてくれていることに対する感謝や息子との関係性維持のために，患者は整形外科受診をしたいと考えていた．ケース2に関しては，患者は「がんになったら，ほとんどは治らないもの」という考えのもと，専門医への紹介に消極的であった．どのような考えなのか，その中身を把握することが第一歩であると思われる．ときには，その心情を「察して」，こちらから閉じた質問で聞かないとうまく考えを引き出せないこともある．

②患者・家族にコンサルテーションの意義を具体的に情報提供

コンサルテーションにおいて情報提供が患者満足度につながることが報告されている[3]．「患者・家族がどのような考えなのか」を把握したうえで，その考えに対して具体的に情報提供することが重要であると思われる．例えばケース2に関しては，「がんは必ずしも治らないものではないこと」，「がんを診断することのメリット・デメリット」などについての情報提供が必要であろう．

③患者・家族とコンサルテーションの方向性を決定

具体的な情報提供を行ったうえで，再度，患者や家族の意向を確認し，コンサルテーションの方向性を決定する．方向性が医療者と患者サイドで一致しない場合には，患者の意向にとりあえず沿うにしても，今後の治療やケアの大まかな方針を共有しておく必要があるだろう．また，とりあえず「時間をおく」ことも有用なことがある．時間をおいて患者・家族がコンサルテーションに応じた際には，どのような経緯で患者紹介に至ったのか患者・家族の考えや思いを含めて紹介状に記載することも必要である．また，今後，コンサルテーションの結果によってどのように主治医がかかわっていくのかを明確に提示する．

主治医として専門医へのコンサルテーションが必要であると考えるが患者の家族のニーズと一致しないときに，どのように対処していけばよいかについて述べた．重要なのは，患者・家族の考えを聴取し，まず「共感」していくことであると思われる．「共感」できない状況であれば，患者・家族にコンサルテーションの意義を具体

的に情報提供し，治療・ケアの方向性を再度確認していく必要があるであろう．

<参考文献>

1) Hamaker ME, et al：Nonreferral of nursing home patients with suspected breast cancer. J Am Med Dir Assoc, 13：464-469, 2012
2) Aaraas I, et al：GPs' motives for referrals to general hospitals: does access to GP hospital beds make any difference? Fam Pract, 15：252-258, 1998
3) Greenhow D, et al：Patient satisfaction with referral to hospital: relationship to expectations, involvement, and information-giving in the consultation. Br J Gen Pract, 48：911-912, 1998

7. 診療情報提供書（紹介状）の書き方

山寺慎一

　高齢者のカルテ1号用紙には必ずと言ってよいほど十数個におよぶ病名が並んでいることと思う．その病名に関してすべて主治医が管理することは不可能で，適切なタイミングで専門科にコンサルテーションを行い有用な意見や指針を得ることが，高齢者のマネジメント上重要である．

　入院を依頼する場合は若年者とは異なる特別な配慮が必要になる．入院の契機が複合的であるのと，入院中に機能低下が進行したり別の合併症を併発したりするリスクが高いためである．そのため退院時の目標が「疾患の治癒」ではなく「退院するのにベストな状態」であることを心得て，紹介状を作成しなければならない．

■ 紹介状を書くうえで注意すべきこと（図）

①依頼内容を明確に

　診断と治療方針が定まればあとは紹介元で引き継げるのか，それともその後のフォローアップまでお願いするのか．入院の場合は，どこまで回復すれば自宅に戻れるのか，それとも自宅への退院は難しいと考えているのかなどについて，明確に示す．

②ADLや家族構成も明記

　入院中の看護必要度や退院後の介護環境を考えるうえで，普段と紹介時のADLや家族構成は重要な情報となる．

③情報は多く入れたいがコンパクトに

　紹介目的の主病に関しては現病歴や現症を詳しく記載，その他へ併存症や既往歴は病名のみを記載しておけばよい．薬剤は他院からの処方も含めてわかるものはすべて記載する．用量は必ず記載するようにし，ジェネリック医薬品は商品名ではなく一般名を用いる．できればA4用紙1枚に収まるようにまとめたい．

④紹介状だけでなく，電話連絡もした方がよいケース

　以下のようなケースでは，紹介先に事前に電話連絡をしておくとスムーズである．
  1) 紹介当日の入院依頼
  2) 延命治療を望まないなどの事前指示がある
  3) 終末期医療や緩和医療の依頼
  4) アルコール依存や中等度以上の認知症など，精神科的問題がある

5) 介護力不足などが原因の社会的入院の要素がある
6) 紹介元や前医とトラブルがあったり，複数の医療機関で治療を受けているなどの経緯がある

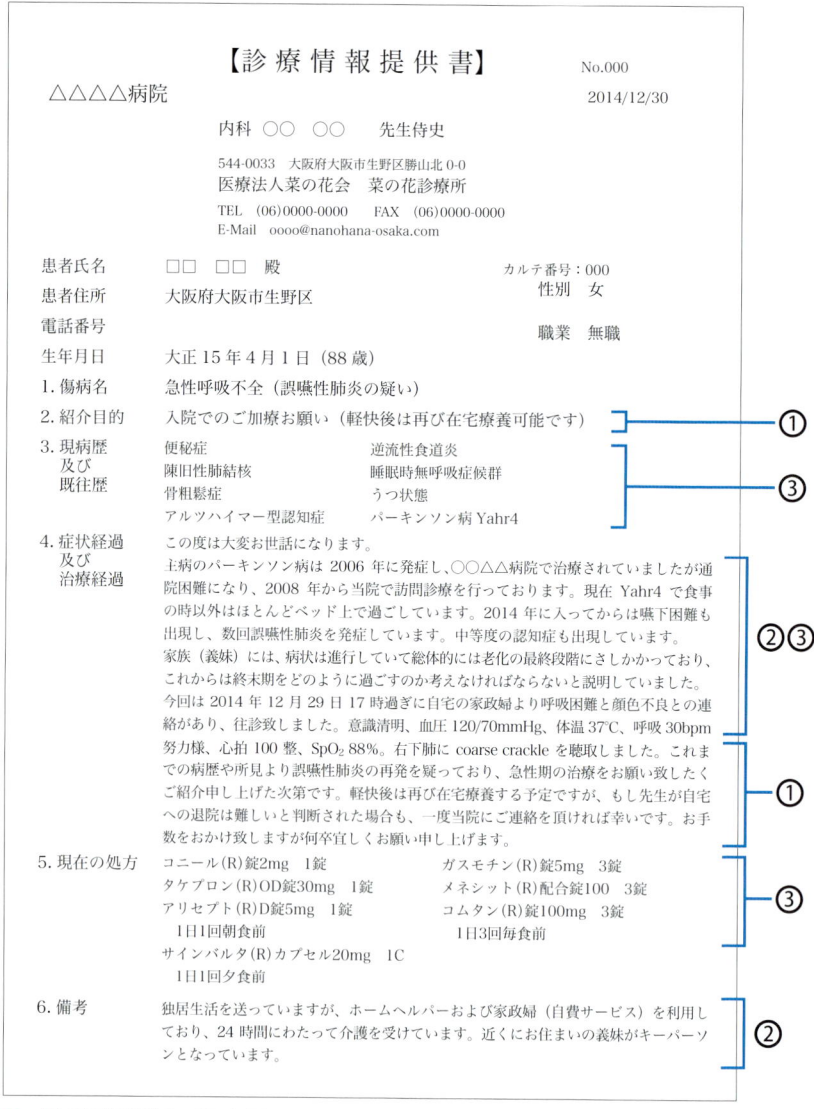

図　診療情報提供書（紹介状）の例

序章 "頼れる主治医"として高齢者を診る際の心得

8. 日常診療において非専門領域の省察をするということ

北西史直

　日々の診療において，自分の専門領域の見立て（診断）や対処（治療）はおおむねストレスなくこなせるが，非専門領域になると不全感の連続である．このもやもや感，不全感は逆に自己の成長の糧ともなる．日々の1つ1つへの対応が，何十年も「まずいラーメン屋」の味を守る店か，「おいしいラーメン屋」に変貌する店かの違いになると考えている．

　高齢者の総合診療（かかりつけ医）を行う前提として，非専門領域の日常的な問題や疾患の基本的な知識は身につけておきたい．その点で，初期研修や後期研修での学びは重要になる．ある一定期間専門医のもとで集中して学ぶ機会はキャリアを重ねるにつれ難しくなるからである．また教科書からは伝わりにくい疾患の重要性や緊急性の理解，手技の習得には欠かせない機会である．

日常の診療の中で知識を蓄える

　日々の非専門領域の診療は自分の限界の把握と，疾患の重症度・緊急度の理解が重要となる．自分では対応できないと判断した場合は，基本的には院内外の専門医に紹介ということになるが，軽症で緊急性がなければ，最低限の処置と次回の診療予約をしたうえで，自分で調べるという選択肢もある．その前に数分間でも余裕があれば，使い慣れた各専門領域の教科書を参照したり，「UpToDate®」「DynaMed™」などを検索することで解決することも多い．この数分間の積み重ねが知識の維持と向上につながる．

　専門医に診療を委ねた場合，当日あるいは後日入手する診療情報提供書（紹介状）の返事はそれぞれの専門医からの正式なコメントであり，貴重なフィードバックとなる．紹介状に自分の見立て（暫定診断）や疑問点などを書いておくとよりよいフィードバックになることが多い．後日直接お会いしたときに症例の経過を聞いたり，お礼を言うことは以降の気持ちのよい連携にもつながる．

日々の振り返りが次につながる

　次に，自分で調べる方法であるが，筆者の方法を述べる．筆者は毎朝2時間程度，前日の診療の振り返りを行っている．こうした誰にも邪魔されない，集中できる時間

帯を確保することは日々の診療の省察に必要である．その中には，診療中に生じた疑問点・課題を調べること，書類の作成等のほかに，カルテ記載〔SOAPのA（assessment），P（plan）の部分〕の整理も含まれる．A，Pの整理によって，診療中には生じなかった新たな疑問点，課題が見いだされることがある（同様に研修医の指導の際にも今まで気づかなかったものが，見いだされることがある．教えることは学ぶことである）．

　課題解決の際に参考にするものは前述の使い慣れた各専門領域の教科書や「UpToDate®」「DynaMed™」などであるが，それでも解決できない場合は，専門医に相談する．相談相手は，信頼性×親密性（気軽さ）の高い相手になる．総合病院などであれば，医局で割と簡単に直接尋ねることは可能かもしれないが，筆者のような開業医には困難なことが多い．早急に解決が必要であれば，直接電話することもあるが，そうでなければ，医師会の会合の際や電子メールで尋ねることもある．複数の意見を聞いてみたい場合や適切な専門医がみつからない場合は，メーリングリストに投稿することもある．

　日々の振り返りは直接には目の前の患者さんのためであるが，それが他の患者さんのため，自分の能力向上のためになる．筆者が研修医のころ，「医者の能力は卒後2〜3年の研修で決まるよ」とよく聞かされたものだが，ある意味正しいが，間違ってもいる．日々の振り返りの積み重ねによって，医師は何歳になっても成長し続けるものだと思っている．

各科専門医が教える高齢者診療のコツ

第1章 眼科的問題 34	第2章 皮膚科的問題 58	第3章 婦人科的問題 74
第4章 整形外科的問題 84	第5章 耳鼻咽喉科的問題 108	第6章 脳外科的問題 122
第7章 外科的問題 128	第8章 泌尿器科的問題 138	第9章 口腔・歯科の問題 148
第10章 精神科的問題 156	第11章 栄養・リハビリテーションの問題 178	第12章 救急医学的問題 196

第1章 眼科的問題

1. 目やにがひどく，充血している

眼の眼脂・充血・瘙痒

> **症例** 87歳女性．認知症があり，嘱託医としてかかわっている特別養護老人ホームに入居中．昨日から右眼の結膜充血と眼脂があるとのことで施設の看護師より相談があった．本人から瘙痒の有無の聴取は困難．施設の管理者からは「はやり目ではないですか？大丈夫ですか？」と心配する発言があった．

一般臨床医のアプローチ

■ 考えたこと

手で目をこするしぐさが時折みられ，かゆみはあるようだ．球結膜から眼瞼結膜にかけて結膜充血があり，眼周囲には眼脂がこびりついている．頸部リンパ節腫脹は認めず，周囲に同症状の者もいないため，現時点で積極的に流行性角結膜炎（EKC）を疑う所見はないが，施設入居しており，EKCか否かの鑑別はきわめて重要．日本眼科学会によるウイルス性結膜炎ガイドラインによると，診断のためにはアデノウイルス性結膜炎を疑う場合にはアデノウイルス迅速検査を，その他のウイルスを疑う場合には塗抹標本検査を行うとされているが，そもそもどちらが疑わしいかの判断は困難だ．また，当院には迅速検査キットの在庫はなく，塗抹標本検査を行う環境もない．

■ 行ったこと

施設側のEKCに対する不安が強かったため，翌日に近隣の眼科を受診させることとした．眼科受診までの間は，共用スペースの使用は原則禁止とし，介護スタッフにはケア後の手洗い徹底を指示した．

❓ ここが知りたい

- 一般臨床医がEKCを見逃さないためのコツはどんなところにあるでしょうか？ Ⓐ 積極的に眼科受診させるべきなのはどういうケースでしょうか？ Ⓑ
- EKCが否定できないが経過観察するような場合，どのような点眼薬を使用したらよいでしょうか？ Ⓒ
- アデノウイルス迅速検査の有用性はいかがでしょうか？ Ⓓ

専門医のアドバイス

■ 症例への対応

　結膜充血と眼脂が主訴なので感染性結膜炎を第一に考える．本例では周囲にこびりつくほどの眼脂がみられるとのことだが，眼脂の性状が重要である．白色～黄白色の比較的きれいな眼脂が朝多量に付着している場合は流行性角結膜炎（EKC）に代表されるアデノウイルス性結膜炎を第一に考える．黄色～黄褐色もしくは緑色の汚い眼脂が日中も多くみられる場合には細菌性結膜炎を考えたい．EKCでも感染後期に細菌感染を合併することもあり，EKCと細菌性の鑑別は必ずしも容易ではない．
　本症例の場合，臨床像から細菌性結膜炎を第一に考えるが，EKCも否定できないので，眼脂の取り扱いに注意しつつ，細菌感染の治療（もしくは予防）目的で抗菌薬もしくは抗生剤点眼と非ステロイド性抗炎症薬（NSAIDs）の点眼〔プラノプロフェン（ニフラン®）点眼液，ブロムフェナクナトリウム（ブロナック®）点眼液など〕〕を開始する．

■ 一般的な対応 ■

- 多量の眼脂を認める場合，細菌性結膜炎，ウイルス性結膜炎（EKCなど）が鑑別疾患である．アレルギー性結膜炎の擦過後でも少量の眼脂と充血がみられるが，かゆくて擦っているうちに症状が悪化した経緯と角膜周囲の充血も伴うことが多いことから鑑別する．一般に角膜周囲に毛様充血とよばれる充血がある場合は，角膜上皮障害，角膜潰瘍など角膜に問題がある場合が多く，数日で改善しない場合，早期の専門医受診が望ましい❸．

- 眼脂が1日中続き，黄色～緑色の場合，細菌性結膜炎を第一に考える．眼瞼周囲に眼脂が着くことでかゆみを訴えることもある．眼科受診が困難で鑑別が困難な場合，キノロン系点眼剤の頻回（1日5～6回）点眼を開始する．ただし，ウイルス性結膜炎を否定することは眼科専門医でも困難なことがあり，周囲への感染予防は必要である．細菌性結膜炎の場合でも施設内発症の場合にはMRSA，MRSEなどが起因菌である可能性があり，眼脂の取り扱いには注意を要する．点眼薬の抗菌薬濃度は耐性菌のMICの数十倍～数百倍であることが多く，細菌性結膜炎の場合，起因菌が耐性菌であっても抗菌薬の頻回点眼で治癒することがほとんどである．

- アデノウイルスによるウイルス性結膜炎（流行性角結膜炎，咽頭結膜炎）では比較的きれいな白色～黄白色の眼脂が朝起きると多く付着し，風邪症状，耳前リンパ節の腫脹や眼瞼の腫れぼったい感じを認めることが多い❹．一週間前後で自然治癒するが，細菌感染を合併することも多く抗菌薬もしくは抗生物質点眼とNSAIDsの点眼を併用する❸．また数パーセントの確率で角膜炎を合併し症状が遷延することがあり，1週間を経ても症状が継続する場合は専門医による診察を勧める❸．アデノウイルス迅速検査は，特異性の高い検査だが，偽陰性が多い（30％前後）．綿棒で眼脂を摂取するだけでは陽性率が低く，陽性率を高めるためには結膜を強めに擦過する必要がある．仮に結果が陰性でも臨床的にウイルス感染を否定できないことも多い❹ため，筆者はほとんど施行しない．眼脂のみでな

く，患者の手指，衣類やタオルなどにはウイルスが付着している可能性を考慮する．患者本人はもちろんスタッフの手洗いの励行も大切である．
- アレルギー性結膜炎でみられる眼脂は少量で粘着性があり，色は透明〜白色であることがほとんどである．目の擦過を続けると黄色の眼脂を伴い，充血することもあり，注意が必要である．

■ コンサルテーション・紹介のタイミング ■

- 多量の眼脂を伴う結膜炎で，抗菌薬とNSAIDsの点眼で改善しない場合は，角膜炎や角膜潰瘍の合併，角膜ヘルペス，放線菌による涙小管炎などの可能性があり，眼科専門医受診を勧める．

［参考文献］
1）「ウイルス性結膜炎ガイドライン」（日本眼科学会），2003
　（http://www.nichigan.or.jp/member/guideline/conjunctivitis.jsp）

いわゆるはやり目（EKCなど）の患者さんの主訴で一番多いのは，「朝，目が開かない程の眼脂」である．しかしながら実際の臨床では眼脂の訴えがなかったり，主訴が流涙だったり，瘙痒感を訴えることもある．はやり目が疑わしい場合には眼脂からの感染の広がりに注意した対応を！また，ステロイド点眼薬の使用は，潜在的なヘルペス感染を惹起させたり，ステロイド緑内障発症の可能性があり，注意を要する

Column 1

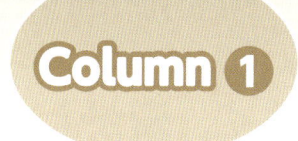

白内障手術のタイミング

● 白内障の症状

　白内障は虹彩の後ろに位置する水晶体という凸レンズが混濁してくる疾患です．加齢により水晶体の混濁は少しずつ増していきますので，中年期以降でしたらほとんどの人に軽い白内障はあると考えた方が良いでしょう．**白内障が疾患として問題となるのは，混濁により視力が低下して日常生活に支障が生じたときです**．

　白内障の訴えとして多いのは，目がかすんでぼんやり見える等のいわゆる視力の低下です．その他に比較的初期の白内障に多い症状として，光がまぶしい，物がぶれて見えるなどの訴えもあります．

● 手術のタイミングは？

　白内障が進行して患者さんが生活に不便を感じて手術を望むときが，白内障手術のタイミングと考えます．

　ところが，最近，あまり不便が無いにもかかわらず早めに手術を受けるケースが多くなっています．例えば，患者さんの周囲に白内障手術を受けて視力が改善した方がいて「とてもよく見えるようになるからあなたも早く手術した方が良いわよ」などと助言を受けます．すると，眼科に行って「白内障手術をした方が良いでしょうか？」と相談し，眼科医も手軽に早期の手術を引き受けてしまうことがあります．しかし，あまり不便を感じていなかった方が白内障の手術を受けても大きな感動は得られず，むしろ人工の眼内レンズによる見え方の不自然さを不満に感じることもあります．数百〜数千分の一の確率とはいえ感染などの合併症もあり得ることを考えると，あまり不便がない時期に安易に白内障手術をすることには抵抗を感じます．

　一方で白内障手術を早めにした方が良いケースもあります．閉塞隅角緑内障発作を生じやすい場合には早めの白内障手術が必要です．また近視や遠視が非常に強い目の場合，白内障手術により屈折異常を矯正できるメリットがあります．

　手術を受ける時期を考えるとき，**まず見えにくさの原因が白内障によるものかどうかを眼科で確認してもらうことが第一**です．そのうえで**患者さん自身が不便を感じているか，そして本当に手術を望む気持ちがあるかどうかを確かめる**ことが大切だと思います．

〈草野良明〉

第1章 眼科的問題

2. 目やにが多く，涙がよく出る

流涙・眼脂

> **症例** 81歳男性，脳梗塞後遺症のためほぼ寝たきりで，訪問診療でフォローしている．家族より，最近眼脂が多く常に涙が出ているため，抗菌薬の点眼薬を処方してほしいとの訴えがあった．かゆみはないという．結膜に充血は認めないが，左眼のみの眼脂・涙液の分泌亢進と，眼瞼縁に発赤がみられる．

一般臨床医のアプローチ

■ 考えたこと

結膜充血や瘙痒はなく，結膜炎ではなさそうだ．鼻涙管を介しての涙液ドレナージが障害されているのだろうか．だとすれば，点眼薬の有効性はどれほどなのだろう．抗菌薬の安易な使用は耐性菌の問題もあり，控えたほうがよさそうだ．

■ 行ったこと

感染症ではなく抗菌薬の適応ではないこと，涙を鼻に流す管の通りが悪くなっている可能性があることを説明した．清浄綿などで，溢れた分泌液をこまめに清拭することを指示した．また，眼脂が取れにくいときのために，洗い流す目的で人口涙液の点眼薬を処方した．

❓ ここが知りたい

- 鼻涙管閉塞を結膜炎などと鑑別するポイントを教えてください ⓐ
- 鼻涙管閉塞に対する治療としては，涙道ブジーや涙管チューブ挿入術などが治療法としてあげられていますが，これらの処置は高齢者にさほど負担なく行えるものなのでしょうか？ ⓑ
- 一般臨床医の日常診療のなかでも可能な，より簡便な対処法はあるでしょうか？ ⓒ

専門医のアドバイス

■ 症例への対応

流涙が多いことから涙道の閉塞もしくは狭窄の存在が疑われる．症例の場合眼瞼の発赤や眼脂を伴っており，細菌感染も合併しているようである．

エリスロマイシン・コリスチン（エコリシン®）眼軟膏やオフロキサシン（タリビッド®）眼軟膏などを1日2～3回眼周囲に塗布し，抗生剤点眼（1日4回以上）を併用して1週間ほど経過をみれば発赤・眼脂の改善が得られることが多い．その後は眼周囲に白色ワセリンを1日1～2回塗布しておくと涙液による肌荒れを防げる．

■ 一般的な対応

- いわゆる涙道閉塞は炎症がなければ，「1日中涙が出てうっとおしい」との訴え．流涙の有無が結膜炎との大きな鑑別点である❶．
- 涙の下水道は上下の眼瞼の鼻側にある涙点に始まり，涙小管を経て涙嚢〜鼻涙管〜鼻腔に至る（図1）．涙点や涙小管の閉塞では通常あまり眼脂は伴わないが，鼻涙管の閉塞だと涙嚢に涙液が貯留し，半透明の貯留物や黄色〜黄褐色の眼脂（細菌感染の合併を疑う）が付着する．眼窩縁に沿って涙嚢部をゆっくり圧迫すると，貯留した涙液が逆流し❸，鼻涙管閉塞の診断の助けになる（図2）．
- 鼻涙管閉塞に細菌感染を合併（涙嚢炎）すると涙点から鼻根部にかけて圧痛を伴う腫脹を生ずる．軽度の場合は抗生剤の点眼に加えて閉鎖空間への移行のよい抗生物質の全身投与による改善が期待できる❸．重症の場合は皮膚側からの切開排膿を必要とする．難治性の場合は放線菌による涙小管炎なども念頭に置く必要がある．
- 抗生剤の安易な使用は慎むべきだが，眼脂などの症状悪化時に，数日間きちんと抗生剤を使用することで細菌感染合併の有無の治療的診断が可能なこともある．
- 涙管へのチューブ挿入や内視鏡による治療は侵襲は軽度で高齢者へも施行可能と思われる．涙道鼻腔吻合術（DCR）は難易度が高く，やや侵襲の多い手術である❷．いずれも熟練した専門医に依頼する必要がある．

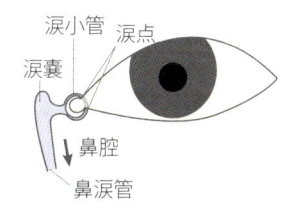

図1 涙液の流れ

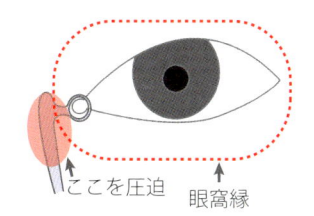

図2 涙嚢の圧迫部位

■ コンサルテーション・紹介のタイミング

- 抗生物質投与に抵抗する眼脂や鼻涙管部の腫脹を伴う急性涙嚢炎を疑う場合は専門医受診を勧める．

> **キモの一言**　涙嚢炎をくり返す場合や涙道部の腫脹を合併する場合は眼科専門医による対応が必要である

第1章 眼科的問題

3. 頭痛，吐き気があり，眼が充血している

頭痛を伴う赤眼

症例
78歳女性，糖尿病で外来通院中．本日朝からの強い頭痛で，かかりつけの内科診療所を受診した．嘔気が強く診察中にも一度嘔吐した．バイタルサイン著変なし，発熱なし，神経学的異常所見ないが，右角膜周辺に軽度の結膜充血がみられる．視力の低下や角膜混濁，明らかな散瞳は認めない．これまで緑内障を指摘されたことはないという．

一般臨床医のアプローチ

■考えたこと
脳血管障害などの可能性も否定しきれないが，緑内障発作の可能性は念頭におくべきだろう．陽性所見としては，右の球結膜充血を認めるが軽度で，以前見た毛様充血と似ているとも言い切れない．角膜混濁などの教科書的な所見があればより診断的とは思われるが，そのような所見はない．

■行ったこと
眼科がある近隣の総合病院に電話連絡し，救急での受け入れを依頼した．診療情報提供書には，初期対応の段階では脳血管障害の可能性は否定できていない旨も付け加えた．受け入れ承諾を得たうえで，救急車を要請し，搬送した．病態が明らかでなく，診療所にある薬剤も限られているため，薬剤投与は行わなかった．

❓ここが知りたい
- 一般臨床医が緑内障発作を診断するためのポイントを教えてください❶．
- この段階でできる初期対応の方法などがあれば教えてください❷．

専門医のアドバイス

■ 症例への対応

　本例は右眼の閉塞隅角緑内障発作を疑うべき症例だが，発作を生じた場合多くは中等度の瞳孔散大を認め，対光反応が低下していることが多い．眼圧が30 mmHgを超えると霧視（何となくぼんやり見える）を訴えるようになり，人差し指で上眼瞼越しに眼球を触診すると健側に比較して硬くなっていることがわかる．角膜混濁は重症の場合以外視診ではわからない．

　閉塞隅角緑内障発作が疑われる場合には2％ピロカルピン点眼液（サンピロ®点眼液2％）を5分おきに点眼しながら，アセタゾラミド（ダイアモックス®）を服用させ，可及的早期に眼科救急対応の可能な施設への受診を勧める B．

　脳出血やくも膜下出血など生命予後にかかわる脳血管障害が否定できない場合には，上記処置を施行しながら，CTもしくはMRIによる頭蓋内疾患の否定を優先すべきと考える．

■ 一般的な対応

- 急性隅角閉塞緑内障を生じやすい眼は，若い頃から遠くがよく見えていた遠視傾向の場合がほとんどである．強い近視や白内障手術術後の眼では，閉塞隅角緑内障発作はまず生じない．
- 患側の眼が重い，頭痛，嘔気，食欲不振などの症状に，軽度の充血，中等度の散大，霧視などがあれば緑内障発作の可能性が高く A，2％ピロカルピン点眼液を5分おきに数回点眼しながら可及的早期に眼科専門医受診を勧める B．
- 眼科ではアセタゾラミド投与，マンニトールもしくはグリセオール®などの高浸透圧薬を投与し，レーザー虹彩切除もしくは白内障手術の準備をする．

■ コンサルテーション・紹介のタイミング

- 急性緑内障発作は初期ならピロカルピン点眼液（2％〜4％）にて寛解することがあるが，早晩再発を生じる可能性が高く，多くの場合レーザー虹彩切除や白内障手術が必要になる．急性緑内障発作が疑われる場合は可及的早期の眼科受診を勧めてほしい．

キモの一言　もともと遠くがよく見えていた眼で，上記症状（特に片眼の中等度の散大）を認めたら緑内障発作を疑い，速やかに救急対応が可能な眼科専門医受診を（レーザー治療だけでなく，緊急の白内障手術も可能な施設が望ましい）

第1章 眼科的問題

4. 突然目が見えなくなった

急性発症の視力障害

症例 82歳男性．脳梗塞後遺症で左片麻痺がある．高血圧，糖尿病もあり，内科外来でフォローしている．昨夜22時頃に突然，右眼がほとんど見えないのを自覚したが，眼の痛みなどその他の症状はなく，そのまま就寝した．今朝起きても右眼の視力が改善しないため，朝9時に外来を受診した．

一般臨床医のアプローチ

■考えたこと

突然発症の無痛性の視力障害であり，網膜中心静脈閉塞症や網膜中心動脈閉塞症を考慮すべきだろう．網膜中心動脈閉塞症とすればより緊急性が高いが，すでに発症10時間以上経過している．できるだけ早く眼科を受診したほうがよさそうだ．

■行ったこと

近隣の眼科に電話連絡し，診察を要請するとともに，診療情報提供書を作成し，受診していただくこととした．

❓ここが知りたい

- 網膜中心動脈閉塞症の場合，発症からどれくらいの時間が治療のゴールデンタイムでしょうか？🅐 待機的受診でよいのはどのような場合でしょうか？🅑
- 網膜中心動脈閉塞症であった場合，教科書的にはすぐに眼球マッサージを行うとされていますが，一般臨床医が行うことは実際的でしょうか？🅒

専門医のアドバイス

■ 症例への対応

　患者さんがきちんと見えなくなったタイミングを自覚している場合，多くは網膜動脈閉塞症の可能性が高い（静脈閉塞の場合は比較的あいまいなことが多い）．本例では既往歴から動脈硬化のリスクも高そうであり，網膜動脈閉塞症が第一に疑われるべき疾患と考えられる．飛蚊症を伴ったり，墨を流したように見にくくなったという訴えがある場合には糖尿病網膜症や網膜剥離などに硝子体出血を合併した可能性も否定できない．

　網膜動脈閉塞症治療のいわゆるゴールデンタイムは発症後（2〜）6時間以内❹と思われるが，仮にゴールデンタイムを超えていてもできるだけのことはすべきと考える．指先で眼球を数秒圧迫して解除するという眼球マッサージは医師が見本を示し，30分おきに数回ずつ，患者本人に施行していただく❻．眼科受診までに時間がかかる場合は以下のうち，可能な治療を開始するとよいと思う．

■ 一般的な対応

- 網膜（中心）動脈閉塞症は発症すると急に片眼が真っ暗になったとの主訴が特徴である．網膜動脈閉塞症でも，閉塞部位が末梢だと視野障害として発症することがあり，注意を要する．静脈閉塞症の場合，多くは比較的ゆっくり視力障害が生じ，視力もぼんやり見える程度の低下であることが多い．

- 動脈閉塞症が疑われる場合，眼球を数秒圧迫して解除するという眼球マッサージをしたり，眼圧を下げるためにβ遮断薬点眼（チモプトール®点眼液0.5％，ミケラン®点眼液2％など．ただし喘息の既往があれば禁忌）もしくはブリモニジン（アイファガン®）点眼液を点眼する．内科的に許されれば小児用バファリン®などの抗血小板薬や血流改善を目的にカリジノゲナーゼ（カルナクリン®）などを投与する．理論的にはt-PAなどを使用することも選択に入るかもしれないが保険適応の問題や合併症のリスクから現実的ではない．ワルファリンの使用やヘパリンの使用に関しても議論はあるが，使用は限定的と思われる．こうした薬剤の使用に関して一般眼科医は不得意であり，診断確定後は内科の医師に積極的に治療薬の選定にかかわっていただければ助かる．

- その他，眼科では前房穿刺（角膜周辺部に針を刺して前房水を抜く），星状神経節ブロックを施行することもある．

■ コンサルテーション・紹介のタイミング

- 網膜動脈閉塞症が疑われれば上記のうち可能な処置をしつつ，早期の眼科受診が望ましいと思う❸．ゴールデンタイムを過ぎている場合でも，諸条件の許す範囲で可能な処置を行いたい．

> **キモの一言**
> 網膜動脈閉塞症はできる限りの治療をしても視力回復が望めない疾患の代表である．患者さんに初期治療を一生懸命にしてもらったという気持ちをもっていただくことが後々大切なことのように思う．リスクのない範囲で可能な処置を尽くす姿勢で対応したいものである

第1章 眼科的問題

5. 眼が腫れて痛みがある

眼瞼の腫脹・発赤

症例 88歳女性．認知症があり嘱託医としてかかわっている特別養護老人ホームに入居中．回診時に介護スタッフから，「3日ほど前から左眼にものもらいができている」との報告を受けた．左上眼瞼の外側が軽度腫脹・発赤しており，圧痛も認められた．上眼瞼の内側・外側には膿点の形成は認められなかった．看護師からは，「家族も気にしているので，何か薬を出してください」と言われた．

一般臨床医のアプローチ

■考えたこと

圧痛があり，霰粒腫ではなく麦粒腫だろう．現時点では膿点形成しておらず，切開排膿の適応ではなさそうだ．皮膚所見は限局的で，紅斑や全身性の発熱もなく，蜂窩織炎には至っていないと思われる．少なくとも抗菌薬の全身投与は必要なさそうだ．

■行ったこと

フルオロキノロン系点眼抗菌薬を処方し，患部を温めるように指導した．施設看護師には，経過観察し，増悪する，もしくは3日たっても改善が認められないようであればすぐに報告するように指示した．

❓ ここが知りたい

- 麦粒腫に対する点眼抗菌薬の有効性はどれほどのものなのでしょうか？ また，内服抗菌薬が必要な場合はどのような場合でしょうか？ Ⓐ
- 一般的な対処法として，患者にはどのようなことを指導すべきでしょうか？ Ⓑ
- 麦粒腫が改善しない場合，どのようなタイミングで眼科にコンサルトすべきでしょうか？ Ⓒ

専門医のアドバイス

■ 症例への対応

　麦粒腫はマイボーム腺の化膿性炎症，霰粒腫はマイボーム腺の無菌性の炎症といわれているが，臨床的には区別がつきにくいことも多い．したがって麦粒腫に対する点眼抗生剤の有効性の判断も困難である❹．

　本例では圧痛があるようだが，霰粒腫でも狭い管腔に分泌物が貯留すると痛みや圧痛を生じることがあり，霰粒腫かもしれない．

　しかし，感染の合併は否定できないので，一般には抗生剤の点眼とNSAIDs（ニフラン®点眼，ブロナック®点眼など）を併用することが推奨される．

■ 一般的な対応

- 10人に1〜2人くらい，治療をしても大きくなったりなかなか治らないことがあることを最初に説明しておくこと❸．改善しない場合，エコリシン®眼軟膏やタリビッド®眼軟膏などを眼瞼の縁や睫毛の付け根に1日1〜2回塗布したり，患者さんやご家族のご了解があれば経口抗生剤を併用する❹．治療に低抗する場合でも，最終的には自然治癒することが多い（数カ月かかることも）．必要に応じて穿刺・切開・摘出等の処置を行うこともある．
- 眼科では眼瞼結膜側に肉芽が盛り上がる場合，ステロイド点眼（0.02〜0.1％フルオロメトロン（フルメトロン®）点眼液を併用する．眼科での経過観察が困難な場合には（0.1％フルメトロン®は眼圧上昇や長期使用による白内障進行などの副作用があるため）0.02％もしくは0.05％までのフルメトロン®使用にとどめるのが無難である．
- 筆者は大きな霰粒腫の場合，ドキシサイクリン（ビブラマイシン®）（1日100 mg）の経口投与を併用することがある．慢性の肉芽腫性炎症に効果が感じられることがある（エビデンスはない）．
- 特に高齢者では稀ながら眼瞼の脂腺癌や基底細胞癌などがみられることがある．一見いわゆる"ものもらい"のように見えても，周囲の皮膚の血管拡張が目立つ場合，難治性の場合，腫瘍が硬い場合などは悪性腫瘍の可能性も念頭に置く．

■ コンサルテーション・紹介のタイミング

- 腫瘍が大きくなる場合は可能なら専門医に紹介が望ましい❻．霰粒腫は皮下腫瘤の状態で数カ月遷延する場合もある．皮膚の血管拡張が目立ち，腫瘍が硬い場合などは悪性腫瘍の可能性も否定できないので眼科専門医受診を勧める❻．

キモの一言　中年以降で難治性の場合や同じ場所で再発をくり返す場合は，眼瞼の悪性腫瘍の可能性も念頭に．脂腺癌，基底細胞癌などが稀にみられる

第1章 眼科的問題

6. 目がチラチラしてモノが歪んで見える

飛蚊症・歪視

症例 77歳男性．糖尿病と狭心症の既往があり，月一度の内科外来通院にてアスピリンを含めた内服処方を受けている．外来診察にて，「最近目の前に虫が飛んでいるように見えることがある．モノが歪んで見えるようになった」との訴えがあった．

一般臨床医のアプローチ

■ 考えたこと

眼底出血の可能性も否定できないが，アスピリンは継続してもよいのだろうか．網膜剥離や加齢黄斑変性なども考慮すべきだろうか．近隣には眼科はなく，最寄りの眼科は車で1時間かかる隣町の総合病院だが，すぐにでも受診させるべきだろうか．

■ 行ったこと

早期の眼科的治療介入により，視機能予後を改善できる可能性はあると考え，早急に眼科を受診するように指示した．アスピリンに関しては，当面は継続としたが，眼科への診療情報提供書には，今後の抗血小板療法継続の是非についてのご意見を依頼する記載を行った．

❓ ここが知りたい

- 眼底出血が否定できない場合，初期対応の段階で速やかに抗血小板療法や抗凝固療法を中止しなければならないのはどのようなケースでしょうか？ Ⓐ
- 抗血小板薬は眼底出血のリスクになるでしょうか？ Ⓑ

専門医のアドバイス

■ 症例への対応

糖尿病網膜症を合併していた可能性が高いことを考慮すると，飛蚊症は網膜の異常血管からの硝子体出血を，また歪視は糖尿病黄斑症の合併を第一に考える．本症例への対応は適切であったと思う．

アスピリン継続の可否に関しては狭心症の悪化による生命予後への影響が大きくなければ，しばらくの間中止していただければありがたい❹（万が一手術が必要となる場合や黄斑変性症の可能性も想定して，眼科受診時に再開可能か判断することも可能）．

■ 一般的な対応

- 飛蚊症の原因としては，生理的なものや糖尿病網膜症に伴う硝子体出血以外に，ご指摘のように網膜剥離も鑑別する必要があるが，網膜剥離は60歳代までの発症が多い．歪視に関しては近年日本でも増えている黄斑変性症の可能性も否定できない．稀ながら黄斑変性症に硝子体出血を合併することもある．
- 高齢者でも，診断が遅れたために視力障害が進行する恐れがあり，早期の眼科専門医受診が望ましい．
- 抗血小板薬や抗凝固療法を施行している患者では硝子体出血が再発しやすく，また一度出血した場合の止血が困難となる❺．視覚障害が進行する場合は患者さんの生命予後と相談しながら，可能なら中止や減量を考慮していただきたい．浸出型の黄斑変性症の場合は病状が安定するまで，できる限り抗血小板薬や抗凝固療法の中止が望ましい．
- 糖尿病網膜症においては，抗血小板薬や抗凝固療法が網膜出血を悪化させるとの明らかなエビデンスはない❺．糖尿病網膜症の微小循環障害予防目的でアスピリン投与が有効かを調べた大規模な比較検討試験[1]やBergerhoffによるレビュー[2]では有意差なしとの結果だった．

■ コンサルテーション・紹介のタイミング

- 糖尿病網膜症や加齢黄斑変性症は眼科の治療方法も進んでいるので適切な時期にレーザー治療や抗VEGF製剤を使用することで視力障害を食い止めることができる．早期の眼科専門医受診が望ましいが，患者さんの生活の状態や生命予後との兼ね合いが大切である．

[参考文献]
1) ETDRS Research Group：Effects of aspirin treatment on diabetic retinopathy. Ophthalmology 98：757-765, 1991
2) Bergerhoff K, et al：Aspirin in diabetic retinopathy. A systematic review. Endocrinol Metab Clin North Am, 31：779-793, 2002

キモの一言　歪視や飛蚊症は，それぞれ黄斑変性症や網膜剥離など進行すると失明に至る疾患の初期症状の可能性があり，できる限り専門医受診を勧めるべきである

第1章　眼科的問題

第1章 眼科的問題

7. 逆さまつげ

睫毛内反

症例 85歳女性．認知症があり，外来通院中．家族によると，先週から左眼を痛がるとのこと．診察すると左の下眼瞼縁が内側に巻き込まれており，睫毛が角膜に接している．肉眼的に明らかな角膜の異常はない．眼を痛がるようになってから不機嫌なことが多くなり，介護に抵抗することも多くなったとのことであった．

一般臨床医のアプローチ

■考えたこと

　眼周囲の皮膚はたるんだようになっていることから，眼瞼内反の状態であると考えた．逆さまつげによる痛みにより，BPSD（behavioral and psychological symptoms of dementia，認知症の行動・心理症状）も増悪している可能性が高く，早急に対応が必要であろう．自然治癒は見込めず，根治的には内反を外科的に矯正する必要があるだろう．姑息的な対応としては睫毛抜去を行ったが，認知症もあり処置に十分な協力を得ることは困難であった．

■行ったこと

　眼瞼内反の状態であり，根治的治療には手術が必要であることを本人と家族に説明した．手術と聞いて家族は難色を示したが，BPSD増悪の一因となっている可能性もあり，眼科的処置目的で眼科受診の方針とした．診療情報提供書を作成し，角膜の痛みがBPSD増悪の原因となっている可能性についても言及した．

❓ここが知りたい

- 一般診療医でも外来で施行可能な，眼瞼内反に対する有効な処置があれば教えてください❶．

専門医のアドバイス

■症例への対応

　本例のように眼瞼が内転して睫毛全体が角結膜に接する睫毛内反の場合，根治療法は手術になるので，可能なら眼科専門医受診を勧める．

　眼科受診が困難な場合や受診までの期間の症状を緩和する方法として，「一般的な対応」に記したテーピング法が効果的である．テーピングにより症状緩和を計りながら抗生剤点眼で角結膜の状態を改善させることが可能である．テーピングが困難な場合，抗生剤眼軟膏を眼表面に塗布し，眼帯をすることにより眼球表面を保護すると痛みが和らぐ．

■ 一般的な対応

- 睫毛内反は上下いずれの眼瞼にも生じるが，高齢者では下眼瞼の内反症が多い．睫毛全体が眼球に接してしまうこともあり，根治療法は手術となる．局所麻酔による眼瞼の手術は全身への負担の少ない根治療法だが，認知症の方への適応は困難を伴う．
- 睫毛をすべてきれいに抜去できれば一時的に患者さんは楽になるが，睫毛が途中で切れてしまうと，かえって痛みがひどくなることがあり，注意が必要である．
- 痛みが強い場合の一時的な緩和策として，外科で用いるステリストリップ™や一般に汎用される救急絆創膏（バンドエイド®が使いやすい）を利用して眼瞼を元の位置に引っ張るようにして固定する方法を推奨する（図）❹．
  ① 救急絆創膏は中央のガーゼ部分は切り離して，両端の粘着テープ部分を利用する（幅を半分程度に切って使用するとちょうど良い）．眼瞼の皮膚の皮脂をできるだけ拭き取ってからテーピングするのがコツである．
  ② テープの端を睫毛にできるだけ近い下眼瞼の皮膚に貼り，下方に引いて（睫毛が角膜から離れるように）もう一方のテープの端を頬に近い皮膚に貼り付ける．
- この方法が困難な場合，エコリシン®眼軟膏やタリビッド®眼軟膏のような抗生物質の眼軟膏を塗布して眼帯をしておくと痛みが緩和される．
- 痛みや充血が落ち着いたら，日中は抗生剤点眼〔レボフロキサチン（クラビッド®）点眼液，セフメノキセム（ベストロン®）点眼など〕とヒアルロン酸点眼（ヒアレイン®点眼液，ティアバランス®点眼液など）を併用し，就寝前に抗生物質の眼軟膏（エコリシン®眼軟膏など）を使用すれば，症状をコントロールできることもある．

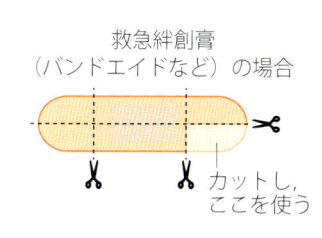

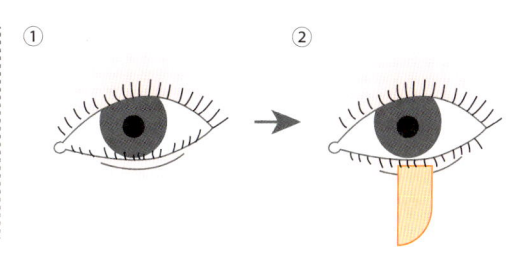

図　睫毛内反のテーピングによる緩和策

■ コンサルテーション・紹介のタイミング

- 眼脂や充血（特に角膜周囲の毛様充血）がある場合は眼科専門医へのコンサルテーションを推奨する．睫毛との接触で傷ついた角膜に細菌性の潰瘍を生じる可能性があるためである．

> **キモの一言**　テーピングによる睫毛内反のコントロール方法を身につけると便利

第1章 眼科的問題

8. 眼がかゆい

アレルギー性結膜炎

症例
82歳男性．高血圧と狭心症の既往あり内科診療所に月に一度通院している．1年前にも，春先の流涙や両眼の瘙痒を自覚したが自然と改善した．今年の春はさらに症状がひどくなっているとのことで，前回の外来ではアレルギー性結膜炎の仮診断のもと，クロモグリク酸ナトリウム点眼液を処方して経過をみていた．今回，娘さんを伴って外来を受診した．娘さんからは「症状が改善しないが，本当に花粉症なのか？ もっと強い目薬はもらえないか？」との発言があった．

一般臨床医のアプローチ

■ 考えたこと
頸部リンパ節腫脹などの所見はなく，感染性結膜炎を強く疑う状況ではない．アレルギー性結膜炎の好発年齢ではないが，臨床的な経過と症状からはアレルギー性結膜炎として矛盾はない．しかし，他の結膜炎を完全に除外できているわけではない．日本眼科学会によるアレルギー性結膜疾患診療ガイドライン[1]によると，確定診断には結膜擦過物中の好酸球を証明することとなっているが，当院では施行困難だ．また，ステロイド点眼薬の処方の是非や適応にも確信がもてない．

■ 行ったこと
ご本人とご家族からは眼科受診の希望があったため，診療情報提供書を作成し，アレルギー性結膜炎か否かの診断と，ステロイド点眼薬の適応について，一度コンサルトすることとした．

❓ここが知りたい
- アレルギー性結膜炎の診断目的での結膜擦過物中好酸球の確認は，眼科診療ではどのような場合に行われるのでしょうか？Ⓐ
- ステロイド点眼薬の適応を含めた，アレルギー性結膜炎のマネジメントについてご教授ください Ⓑ．

専門医のアドバイス

■ 症例への対応

　1年前のエピソードから推察すると季節性のアレルギー性結膜炎が一番考えられるので，適切な対応と考える．抗アレルギー薬の点眼は予防的に点眼するとよく効くが，かゆくなってからの点眼だと効果が出るのに時間がかかることがある．きちんと頻回に点眼できているかの確認も大切である．一般に1日4回程度きちんと点眼していてもかゆみが頻繁に生じる場合，抗アレルギー薬を変更し，眼科では0.02～0.05％の低濃度のフルオロメトロン点眼液を併用する．非眼科医の場合はNSAIDs（ニフラン®点眼液，ブロナック®点眼液など）を併用するのが安全である．かゆみが止まらない場合，眼瞼炎による皮膚の炎症を合併していないか？点眼そのもののアレルギーを生じていないか？なども考慮する必要がある．

■ 一般的な対応

- 花粉症に代表されるアレルギー性結膜炎の症状はかゆみが一般的だが，かゆみが少なく，粘着性のある透明～白色の眼脂（なんとなくネバネバするなどの訴え）が主訴のこともある．強くこすったあとには充血や眼脂を伴ったり，結膜がゼリー状に腫れたり（結膜下の浮腫による），異物感を訴えることもある．多くのアレルギー性結膜炎は症状と眼所見から診断できるので，ガイドラインにあるような結膜擦過などの検査は一般には行わない ❹．
- 治療は抗アレルギー薬の点眼とNSAIDsの点眼（ニフラン®点眼液，ブロナック®点眼液など）を組合わせると効果が高まる．抗アレルギー作用に加えて抗ヒスタミン作用を有する点眼薬としてエピナスチン（アレジオン®）点眼液，オロパタジン（パタノール®）点眼液，ケトチフェン（ザジテン®）点眼液などがあり，抗アレルギー作用のみの点眼に比べて即効性に優れる．
- かゆみが強い場合，眼科では低力価のステロイド点眼（0.02～0.05％フルオロメトロン点眼）を併用する ❺．ステロイド点眼を使用すると稀にヘルペス性角膜炎やヘルペス性眼瞼炎を発症することがある．また高力価のステロイド点眼（0.1％フルオロメトロン点眼液，0.1％オルガドロン®点眼液，0.1％リンデロン®点眼液）を使用すると，眼圧上昇（緑内障）や白内障を併発することがあり眼科以外での使用は勧めない．最近では重症のアレルギー性結膜炎（保険適応は春季カタルのみ）にシクロスポリン（パピロック®），ミニ点眼やタクロリムス（タリムス®）点眼など免疫抑制薬の点眼が使用されることもある．
- これらの薬剤は，眼科受診が困難な場合に限り，副作用に注意して使用すること．高力価のステロイド点眼を使用するよりは安全である．ただし高価で，保険適応は「春季カタル」のみである．
- 点眼をしたあと周囲を擦ったりすると，機械的な刺激がかゆみを誘発することがある．その場合，続けて数回点眼するとかゆみがおさまる．
- 眼瞼炎が併発している場合はエコリシン®眼軟膏やタリビッド®眼軟膏を塗布してから抗アレルギー薬などの点眼をすると効果的なことがある．やむを得ずステロイドの眼軟膏を使用する場合はプレドニン®眼軟膏を注意して使用（ネオメド

第1章　眼科的問題

ロール®EE眼軟膏はフラジオマイシンを含有し，稀に重症の眼瞼アレルギーを生じる）．
- はやり目（流行性角結膜炎，咽頭結膜炎など）ではかゆみの訴えは少なく，充血とともに朝起きると目が開かないくらい眼脂が出るのが特徴である．しかしながら，はやり目でも初期は眼脂や充血が軽度で，かゆみを訴える場合もあり，アレルギー性結膜炎との鑑別を要することがある．

■ コンサルテーション・紹介のタイミング ■

- 抗アレルギー薬点眼＋NSAIDsの点眼をきちんと使用してもかゆみが強い場合は眼科へ．眼科受診困難な場合は低力価のステロイドを併用する．

[参考文献]
1）「アレルギー性結膜疾患診療ガイドライン（第2版）」（日本眼科学会），2010
（http://www.nichigan.or.jp/member/guideline/allergy-2.jsp）

> **キモの一言** いったんかゆみがなくなっても，きちんと点眼を継続しないとかゆくなることをきちんと理解していただくことが大切（点眼で根治できるものではない）

Column 2

眼科医から伝授する，
「最近よく見えないんですが」と患者や家族から聞かれたときの対応

まずは視力低下の原因を見極める

　視力低下の原因を考える場合，まず**裸眼視力の低下なのか，矯正視力の低下なのかを知ることが大切**です．遠く，近く，あるいは中間の距離のいずれかできちんと見えていれば，裸眼視力は低下していても矯正視力は保たれていることが多く，眼鏡による矯正が望めます．老視の場合，遠くが見える正視の方の場合は近くが見にくくなります．近視の方の場合は老視の年齢になっても裸眼で近くが見えることが多いですが，近視でも遠く用の眼鏡を装用していれば40歳を超えると近くは見にくくなってきます．遠くあるいは近くに**眼鏡を合わせても見にくい場合には白内障をはじめとした何らかの眼疾患を考える**必要があり，原則として眼科受診をお勧めいただきたいと思います．

眼疾患による症状の違い

　目はカメラに例えられますが，カメラのレンズに相当する水晶体の混濁（白内障）の場合は視野全体がかすみます．フィルムに相当する網膜や脈絡膜の疾患の場合，部分的なかすみや歪視を自覚することが多いです．網膜の中心に発生する黄斑変性症や糖尿病の黄斑症では視野の中心が見にくくなります．水晶体と網膜の間（硝子体）の問題の場合は，飛蚊症や墨が流れたような濁りなどの訴えになります．飛蚊症が急に増える場合は網膜剥離の初期の可能性もあります．

　視力低下の進み方からの鑑別としては，ゆっくりした進行なら第一に白内障を疑います．白内障術後であれば後発白内障が考えられます．片眼で急に見にくくなった場合，網膜の血流障害（網膜中心静脈閉塞症，網膜動脈閉塞症）や網膜剥離などの可能性があります．片眼の白内障の場合，両眼で見ていると視力低下に気づかずにいて，急に見にくくなったと訴えることもあります．

　一言で視力低下と言っても年齢や基礎疾患により考えられる疾患は多様です．緑内障や糖尿病網膜症のように進行するまで自覚症状が現れない疾患もあります．したがって**理想的には，視力低下の訴えがあれば可能な範囲で一度眼科を受診していただき，眼疾患を否定した後に眼鏡作成を勧めるなどの対応**を心がけていただければありがたいとおもいます．

〈草野良明〉

第1章 眼科的問題

9. 「眼科で処方されていた目薬を出してほしい」と言われた

点眼薬の処方と選択

症例
80歳女性．身体機能はおおむね保たれているが認知症の進行により独居が困難となったため，息子宅に近いグループホームに入居．それに伴い訪問診療を開始した．前医からの診療情報によると緑内障があり眼科で点眼薬を処方されていたとのこと．点眼薬はβ遮断薬（チモロール），プロスタグランジン（ラタノプロスト），および白内障治療薬のピレノキシンの3種であった．緑内障の病型や程度などに関しての情報はない．前医に問い合わせても詳細は不明とのことであった．家族は「悪化して目が見えなくなると困るので，同じ点眼薬を続けて出してほしい」とのことであった．

一般臨床医のアプローチ

■ 考えたこと
緑内障の治療はその病型によっても異なるため，本来であれば現在の眼圧や隅角の状態，視野などの定期的な評価の必要があるだろう．しかし認知症のため，特に視野などの正確な評価は困難である．3種類の点眼薬を適切に使用するのは手間であるし，点眼の順番や間隔もケアスタッフに指導が必要だ．種類を減らせないものだろうか．

■ 行ったこと
家族とも相談し，現状の評価および今後の治療方針を決定するために，眼科受診していただくこととした．診療情報提供書には，認知症があるが身体的にはおおむね健康であること，必要があれば定期的にフォローをお願いしたいこと，これまでの点眼薬の継続の是非および施設のスタッフが点眼を行うにあたっての注意点を教示いただきたい旨を記載した．

❓ ここが知りたい
- 緑内障，白内障それぞれに対して点眼薬を使用している場合，その優先順位はどのようなものでしょうか？ Ⓐ
- 白内障点眼薬を長期使用する場合，留意すべき副作用があれば教えて下さい Ⓑ．

専門医のアドバイス

■ 症例への対応

　前医からの緑内障点眼が有効であると仮定すれば，少なくとも緑内障点眼薬の2剤は継続したいところである．白内障治療薬は有効性のエビデンスはなく，ご家族のご理解を得られれば，中止しても問題ない❹と考える．

　点眼と点眼の間は5分開けることが望ましいといわれているが，次善の策として点眼後1分ほど閉眼し，2～3分間隔をあければ大丈夫である．プロスタグランジン系の緑内障点眼薬は眼周囲の皮膚につくと色素沈着や睫毛が伸びたり増えたりする副作用を生じることがあり，入浴前の点眼が推奨されている．点眼後1分ほど目を閉じておいて，それから顔を洗ったり，周囲を濡れたタオルで軽く拭くことで入浴の代わりとしてもよい．

　緑内障のタイプが閉塞隅角緑内障の場合，抗コリン薬の使用に制限が必要なことがあるため，可能なら眼科での判断を仰ぐことが望ましい（前医への問い合わせで解決できることが多い）．閉塞隅角の場合でも，ピロカルピン点眼やレーザー虹彩切除術を施行することで投薬の制限を最小限にすることが可能である．なお，白内障の手術後であれば，閉塞隅角緑内障発作は生じないので投薬の制限はない．

■ 一般的な対応

- 緑内障の治療の基本は眼圧を下げることである．日本では正常眼圧緑内障が緑内障の7割以上を占めるといわれているが，正常眼圧緑内障の場合，正常範囲にある眼圧をより低下させることが必要である．ある程度進行した緑内障の患者さんなら降眼圧薬は継続が望ましい．特にプロスタグランジン系点眼液は降眼圧作用が強く，最も優先して継続していただきたい薬剤である❹．β遮断薬の点眼は喘息などの閉塞性肺疾患には禁忌のため既往があれば中止する（眼科で既往を確認できていないこともあり得る）．
- 白内障点眼薬は中止しても問題ないと思うが，患者さんによっては白内障点眼薬に頼る気持ちが強いことがある．急に中止すると患者さんやご家族から不信を買う恐れもあり注意を要する．白内障点眼薬の長期使用による副作用はほとんどない❺．
- 眼科での定期的な検査は，病状が安定している場合，3～6ヵ月程度の間隔で行うことが望ましい．

■ コンサルテーション・紹介のタイミング

- 進行した緑内障か？ 閉塞隅角緑内障発作を生じやすい目か？ などを知る必要があれば，眼科専門医への紹介が望ましい．ただし，白内障術後やレーザー虹彩切除後であれば閉塞隅角緑内障発作のリスクはきわめて低い．

キモの一言
急性緑内障発作の予防と，進行した緑内障の点眼治療は，できるかぎり継続していただきたい．
白内障の点眼治療は中止可能と考えるが，前医の治療方針やご家族，ご本人のお気持ちも考慮した判断が望まれる

第1章　眼科的問題

第1章 眼科的問題

10. 眼の手術を受けるが薬を続けてよいのか

抗凝固薬・抗血小板薬に関する考え方

症例 82歳男性，糖尿病，高血圧，慢性心房細動があり内科診療所に通院しており，血栓症予防のためワルファリンを内服している．PT-INRは2.0前後でコントロールは安定している．定期的に通院している眼科で，近々白内障に対して水晶体摘出術および眼内レンズ挿入術を行うこととなったとのことで，患者さんから「血液サラサラの薬は飲み続けていていいんですか」との質問があった．

一般臨床医のアプローチ

■考えたこと

白内障手術は原則的に無出血手術であるので，抗凝固療法を継続していても問題は少ないはずだ．抗凝固療法中止による血栓塞栓症のリスクを考慮すると，ワルファリンは継続したほうがよいだろう．

■行ったこと

一般的には白内障手術では，抗凝固療法を継続したまま行うことが可能なことが多いことを患者に説明したうえで，ワルファリンを継続処方した．眼科に対しては，抗凝固療法の経過を含めた診療情報提供書を作成した．

❓ここが知りたい

- 白内障の手術は，抗血小板療法や抗凝固療法を継続したまま可能でしょうか？ 緑内障の手術ではいかがでしょうか？ Ⓐ
- そのほか，抗血小板・抗凝固療法の中止が必要となる眼科的処置や手術にはどのようなものがありますか？ Ⓑ

専門医のアドバイス

■ 症例への対応

　白内障手術は出血のごく少ない手術である．しかしながら手術中に生じるいくつかの合併症においては易出血性がリスクになる可能性がある．ごく稀に生じる脈絡膜からの駆逐性出血や水晶体嚢の破損に対する処置等では易出血性が術中のリスクになり得る．

　ワルファリンに関しては，術中に出血のリスクを減じたい場合，ビタミンKの静注にて対応可能であることから，内科的に必要であれば継続しての手術は可能と考えるⒶ．

■ 一般的な対応

- 眼科手術に際して，内科的に可能であれば抗血小板療法も抗凝固療法も中止していただければ安全性は高まる．しかしながら命あってこその視機能であり，眼科医は内科医が生命予後を優先しなければならない状況を重く受け止める必要がある．
- 抗血小板療法や抗凝固療法の継続については，たとえ白内障手術であっても眼科手術における出血のリスクは少なからずあることもご理解いただいたうえで，内科的にご判断をお願いしたい．特に抗血小板薬は手術の一週間前から休薬していただければ，眼科医はより安心して手術に望めるⒶ．

■ コンサルテーション・紹介のタイミング

- 手術に際して，内科的に抗血小板療法や抗凝固療法の継続が必要との指示があれば，眼科医は患者さんにリスクを説明した上で，手術を計画する．緑内障手術や硝子体手術などでは，白内障手術に比べると出血によるリスクや手術の難易度はやや高くなるⒷ．

> **キモの一言**　抗血小板療法や抗凝固療法の継続の可否は，内科的にも眼科的にも，100％の安全はないなかで，お互いに患者さんの利益を尊重するぎりぎりの判断を強いられる世界とご理解いただければ幸いである

第2章 皮膚科的問題

1. 赤い皮疹ができた

発疹がある

症例 78歳の男性．高血圧や脂質異常症で外来受診中．下腿に丸く赤い皮疹ができた．瘙痒感があり搔き壊してしまう．

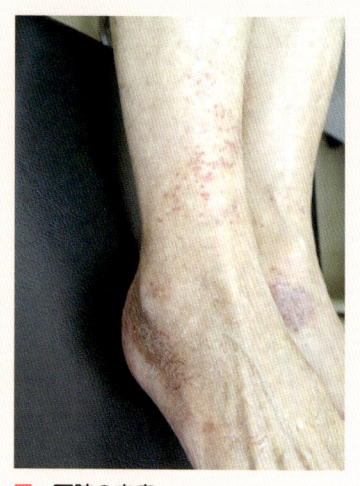

図 下肢の皮疹

一般臨床医のアプローチ

■考えたこと
　まず下腿をみると500円玉大の赤い皮疹がみられ，周囲の皮膚は乾燥し搔き壊した痕もみられた．そもそもその背景としては加齢変化や空気の乾燥による皮脂欠乏症が考えられた．乾燥に伴うかゆみのため搔破し貨幣状湿疹ができたと考えた．

■行ったこと
　赤みやかゆみの強い所には0.025％ベクロメタゾンプロピオン酸エステル（プロパデルム®軟膏）の外用を指示した．ベースにある皮脂欠乏症に対しては乾燥を防ぐためにヘパリン類似物質（ヒルドイド®ローション）を処方するとともに，生活指導として，風呂などで体を温め過ぎないようにすること，ナイロンタオルで体をこすらないようすることを指導した．

❓ここが知りたい
- 本症例では，皮脂欠乏症を背景に貨幣状湿疹ができたと考えました．ただし，原発疹がどこにあるのか見分けるのが難しいことが多いです．原発疹を見つけるコツが何かあれば教えてください❹．また高齢者にステロイド外用薬を処方するうえで，注意をすべき点（用量，部位など）を教えてください❺．また，軟膏やローション，クリームなどの使い分けと，適切に患者が塗布できるような指導方法が

知りたいです❻．保湿剤と軟膏などを混合し調剤する方法についても教えてください❹．
- 発疹がある場所の一部（例えば片側の足だけ）にステロイドなどの外用薬を塗ったり，他種の薬剤を塗り分けて効果をみることがあります．そういったことは有用でしょうか❺．また一般臨床医が初期対応を行ったあと皮膚科を紹介する際に診療情報提供書に記載してほしい内容がありましたら教えてください❻．

専門医のアドバイス

症例への対応

- 皮脂欠乏性湿疹を背景とした貨幣状湿疹である．
- 貨幣状湿疹を放置すると自家感作性皮膚炎となる可能性があり，全身に拡大する前に外用ステロイド，抗アレルギー薬の内服で加療することが大切である．
- 自家感作性皮膚炎の際には原発となる貨幣状湿疹があるが，それは個疹がやや大きくてかゆみの強い紅斑である．コツはかゆみが強いところと理解すればよい❶．
- 体の部位とステロイド外用薬のランキングについては顔面，頸部，陰部がステロイドの吸収率がよいとの報告から，顔面，頸部は0.1％ヒドロコルチゾン酪酸エステル（ロコイド®軟膏）などのmediumクラスのステロイド外用薬を処方する❷．外用回数は四肢と同じで1日2～3回外用する．四肢，体幹はvery strongクラスのステロイド，0.05％ベタメタゾン酪酸エステルプロピオン酸エステル（アンテベート®軟膏）などを処方する．
- 基剤の違いについては，①軟膏は刺激性が低く，守備範囲が広い．②クリームは使用感がさらっとしたもので顔や手足に使用される頻度が高い，③ローションは頭皮など毛髪部位に使用する❻．
- 外用指導では，具体的に1回に外用する量を示すことができる"finger tip unit"を用い1回に外用する量を説明するとわかりやすい❻．示指の先端から第一関節までチューブから押し出して伸ばした量が1単位で約0.5 g．これを成人の手掌2枚分の面積に塗り広げると適量であることを強調する．
- 外用薬の塗り分けは試みても問題ない❺．皮膚科では皮膚生検前にはよく行う．ステロイドを外用すると消炎されるので，生検予定部位への外用は避け，非生検部位の反応をみる．塗り分けてみて効果がなければ皮膚科へ紹介するのがよい．

一般的な対応

- 高齢者は冬に皮膚が乾燥するため，保湿剤は考慮しておく．入浴しても下腿をナイロンタオルなどでごしごしと洗わないこと．
- ヒルドイド®ソフトとステロイド軟膏1：1に混合などがあるが，写真の症例のようにステロイドをしっかり使用したいときには混合しない❹．

コンサルテーション・紹介のタイミング

- 治療に反応しないときには早めに紹介を．処方した外用薬の使用部位と期間を明確に記載することが大切である❻．

［参考文献］
1）古江増隆，他：アトピー性皮膚炎診療ガイドライン，日皮会雑誌，119（8）：1515-1534, 2009
　　→ステロイド外用剤の使用方法についても記載されている．

キモの一言 高齢者は脛をできるだけ洗わない

Column 3

皮膚科医から伝授する，発疹はないのに身体がかゆいという高齢者への対応

● 発疹は認めないのにかかわらずかゆみを訴える疾患である

原因は多岐にわたっているが，①皮膚の乾燥に由来する場合，②服薬している薬剤が原因で生じている場合，③何らかの基礎疾患に伴う場合，に大別される．

検査では肝・胆道疾患，腎疾患，内分泌・代謝疾患（糖尿病，甲状腺機能など），血液疾患，内臓悪性腫瘍などの検索を行う．また内服薬の種類，サプリメントや健康食品など習慣的な摂取の有無を確認する．

特に原因が不明で瘙痒が長期期間に続く場合は便鮮血，腫瘍マーカーの測定，胸部X線，造影CTなど内臓悪性腫瘍の可能性も念頭に画像評価を行う．

● スキンケアの生活指導は重要である

基礎疾患が原因でない場合，老人性乾皮症が背景にあることが多く，その対応としては，ガイドラインにも示されているが，**①爪を短く切る**，**②入浴時にごしごしと洗わない**，**③石鹸，シャンプーが残らないように十分にすすぐ**，**④高い温度の湯は避ける**，**⑤入浴後のほてりを感じさせる入浴剤は避ける**などがある．

また使用感のよい保湿・保護を目的とする外用薬を選択する，室内の清潔と適温・適湿を保つ，手袋や包帯による保護が有効なことがある，などが重点指導事項である．それでも原因が特定できないときには背後にある精神疾患によるものも考える．

治療は光線治療が有効なこともあるので，皮膚科にコンサルトしてみることも必要である．内服は抗ヒスタミン薬の処方が第一選択であるが，これに反応しない患者も多い．精神障害が原因の場合，抗不安薬などの処方も行うことがある．背景にあるものは何か，患者さんの話を傾聴することでみえてくることもある．

[参考文献]
1) 佐藤貴浩ほか：汎発性皮膚瘙痒症診療ガイドライン．日皮会誌122（2）：267-280, 2012
　　→皮膚科学会のガイドラインである．

〈佐藤友隆〉

> 第2章　皮膚科的問題

2. 赤い痒みのある発疹が全身にできた

全身の発疹

症例　80歳の男性．認知症があり特別養護老人ホームに入所している．全身に赤い発疹ができた．瘙痒感はあまり強くないが，認知症もあるためはっきりしない．施設の職員は疥癬ではないかと心配している．

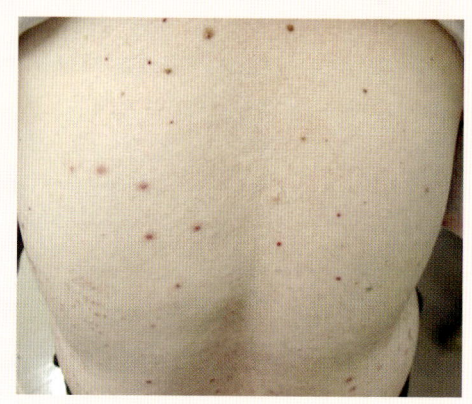

図1　背部の皮疹

一般臨床医のアプローチ

■考えたこと
皮膚は乾燥し体幹は瘙破した痕がある．手をよく観察してみたが疥癬トンネルはみられなかった．皮脂欠乏性湿疹のように思えたが，手掌にも落屑やびらんが認められている．疥癬も否定できないと考えた．

■行ったこと
他の利用者との接触やタオルなどの共用を避けるよう指導し，速やかに皮膚科を受診してもらったところ疥癬と診断された．

❓ここが知りたい
- 高齢者は皮脂欠乏性湿疹や皮膚の瘙痒が元々ベースにあることが多く，疥癬であるかどうかの判断が難しいです．一般臨床医ができる診断のコツはありますか？ **A**
- 疥癬の診断が疑わしいときに，受診に至るまでクロタミトン（オイラックス®クリーム）をまず処方し，慎重に様子をみるのはいかがでしょうか．また内服薬〔イベルメクチン（ストロメクトール®）〕の適応について教えてください．**B**

専門医のアドバイス

■ 症例への対応

- 背部に多発する紅斑と結節である．このような結節をみたら結節性痒疹や疥癬を疑う．丘疹では湿疹と考えるが，結節（直径5 mm以上）の多発をみたら疥癬を疑う❹．
- 疥癬は皮膚科医でも初診時診断率が低く，周囲に感染者がいるなどの臨床情報が非常に有用である．最も疑う皮疹は手掌の疥癬トンネルであるが，陰嚢の痒疹結節，女性であれば乳頭の鱗屑も特徴的である．ダーモスコピーによる疥癬トンネルの観察も有用である❹（図2）．

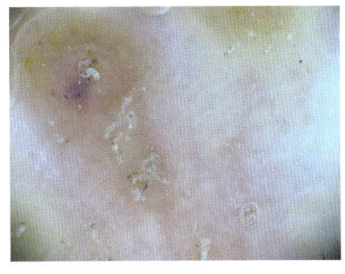

図2　手掌の疥癬トンネル

■ 一般的な対応 ■

- 疥癬診断確定のためにKOH直接鏡検を施行して虫体，虫卵（図3）を検出することが大原則である．

■ コンサルテーション・紹介のタイミング ■

- 角化型疥癬か，通常疥癬かで虫体の数と感染対策が異なるため，皮膚科医への依頼が重要である．高齢者，免疫抑制患者では角化型になるリスクも高い．

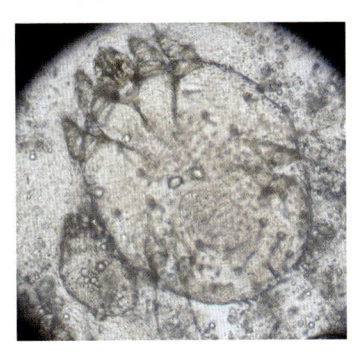

図3　虫卵・虫体（ヒゼンダニ）

- 疥癬はさまざまな皮疹を生じることがあり，注意が必要である．外用ステロイドに反応しないと判断したら，積極的に皮膚科に依頼することが，介護施設での集団発生を防ぐポイントである．
- クロタミトン（オイラックス®クリーム）を処方して反応をみることはあるが，通常疥癬でも認知機能の低い高齢者がいる場合，むしろ感染拡大を防ぐ目的で内服薬〔イベルメクチン（ストロメクトール®）〕の投与を行った方がよいことが多い．角化型疥癬では内服適応である❺．治療後にしばらくかゆみの強い皮疹が遷延する症例も多くそのマネジメントは難しい．疥癬の治療目的での皮膚科入院はせず自宅で加療するのが一般的対応である．

【処方例】	ストロメクトール®：3 mg 4錠（12 mg）　空腹時1回のみ（体重60 kgの場合） オイラックス®クリーム：100 g　首から下全身に1日1回外用 タリオン®（ベポタスチンベシル酸塩）：1回10 mg　1日2回朝夕

[参考文献]
1) 疥癬（かいせん）：株式会社マルホホームページ
(http://www.scabies.jp/)

> **キモの一言**　かゆみの強い高齢者は手掌の疥癬トンネル，陰嚢に結節を探す．
> 女性であれば乳頭の鱗屑を診察する

第2章 皮膚科的問題

3. 顔に黒いデキモノができた

皮膚の結節

症例 脂質異常症で通院中の83歳女性．長年夫とともに畑仕事をしている．数年前より鼻に黒く一部ブツブツした豆粒大の皮疹があったが，大きさは変わらなかったので様子をみていた．定期受診の際，皮疹が以前と比べ少し大きくなっていることに気付いた．

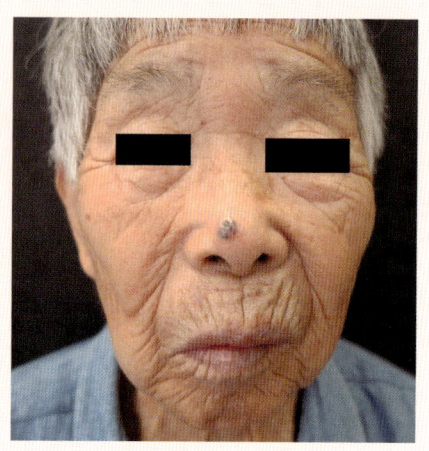

図1 顔面基底細胞癌

一般臨床医のアプローチ

■ 考えたこと

鼻に黒色の腫瘤がみられる．脂漏性角化症なのか基底細胞癌なのかがよくわからなかったが鼻にできていることが気がかりであった．大きくなってきているので生検など精査が必要であると考えた．

■ 行ったこと

「デキモノはすぐに悪さをするものではないが，一度はしっかりと調べた方がよい」と話し皮膚科を紹介受診するよう勧めた．

❓ ここが知りたい

高齢者の皮膚腫瘍で大きくなってくるものについては一度皮膚科に相談した方がよいと考えています．そのほかに，一般臨床医が経過をみていて皮膚科受診を勧めた方がよい所見や徴候を教えてください❹．

専門医のアドバイス

■ 症例への対応

　高齢者の顔面，特に鼻の周囲の黒色結節は基底細胞癌の可能性を検討する必要がある．検査としてはダーモスコピーがあり，皮膚科医にコンサルテーションすることが大切である．

■ 一般的な対応 ■

- 皮膚科医による診察ではダーモスコピーが有用であり，基底細胞癌では樹枝状血管（arborizing vessels, ▶），潰瘍形成（ulceration, ⇨）などの典型的な所見が知られている（図2）．皮膚生検で確定診断して，全摘する．毛芽細胞に分化ないし由来する皮膚悪性腫瘍であり，周囲組織に増殖する．転移はしないが，局所再発しやすい皮膚癌である．高齢者の顔面，特に下眼瞼から鼻，上口唇の正中寄りに好発する．切除の局所再発経過観察は2年が一般的である．
- 1つできると多発する可能性があり，正しい紫外線に対する知識をもつ必要がある．日本人についての文献では遮光で発症を抑制できるエビデンスはないが，実際の臨床では，1つ切除した患者さんには帽子や日傘を用いた遮光，紫外線の強い時間（日中10時から16時）の外出を控えること，日焼け止めの外用を勧めることが多い．

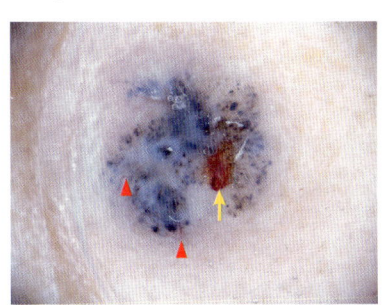

図2　基底細胞癌のダーモスコピー

■ コンサルテーション・紹介のタイミング ■

- 皮膚科専門医であれば，典型的なダーモスコピー像から診断することができるので，疑うときには迷わず皮膚科医にコンサルテーションされるのがよい．デキモノからの出血，潰瘍形成，増大傾向があれば，なるべく早期に皮膚科へ紹介してほしい❶．

[参考文献]
1) 皮膚悪性腫瘍ガイドライン（日本皮膚科学会）
　（https://www.dermatol.or.jp/medical/guideline/skincancer/）

> **キモの一言**　高齢者では鼻の周りの黒色結節は基底細胞癌を考える

第2章 皮膚科的問題

4. 陰部がかゆいんです

陰部の瘙痒

症例 脳梗塞後遺症，高血圧で通院中の80歳男性．排泄はオムツである．定期外来通院の際，陰部のかゆみが辛いと訴えた．

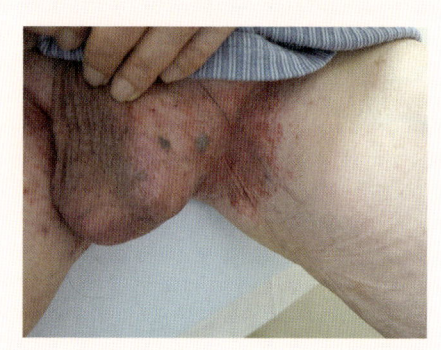

図1 陰部の瘙痒部

一般臨床医のアプローチ

■考えたこと
陰部は蒸れ，皮膚は浸軟していた．鼠径部から陰囊にかけて紅斑と，周囲に鱗屑がみられた．湿疹なのか真菌感染なのか判断はできなかった．

■行ったこと
まず，清潔を保つよう1日1回の洗浄を指示した．洗う際にはゴシゴシこすりすぎないよう愛護的に行い，充分に乾かすよう指導した．外用薬はワセリンを処方した．1週間後の再診では皮疹の改善はみられなかった．皮疹を観察すると中心治癒傾向のない紅斑主体でカンジダ性間擦疹を疑った．検鏡は機材がないため実施できず仕方なくケトコナゾール（ニゾラール®クリーム）を処方した．効果を判定するため皮疹の半分のみに抗真菌薬を塗るよう指示した．今後改善がなければ湿疹としてステロイド外用も考慮することにした．

❓ここが知りたい
- 陰部の皮疹のケアにおいて，洗いすぎや外用薬の接触性皮膚炎等で悪化してしまうケースがみられます．正しいスキンケアについて教えてください❹．
- また，診断は検鏡が基本だとは思いますが，カンジダ性間擦疹と湿疹を見た目で区別する方法はありますか？❺

専門医のアドバイス

■ 症例への対応・一般的な対応

- オムツをしていることから，オムツ皮膚炎やカンジダ性間擦疹，股部白癬を疑う．KOH直接鏡検を行い，真菌要素を確認する．カンジダでは仮性菌糸やブドウの房状の出芽型分生子集団を認める（図2）．
- 鏡検陰性であればオムツ皮膚炎を疑い，エキザルベ® クリームなどのステロイド外用薬を処方する．
- 湿度と温度が高いオムツが増悪因子であり，排尿があれば早期にオムツを交換すること，石鹸で洗浄することが大切である❹．
- 股部白癬では足白癬爪白癬を合併することが多く，足の診察を行う．足も鏡検陽性であれば，同時に治療する．
- カンジダ性間擦疹では紅斑膿疱や膜性鱗屑を伴い，膿疱や鱗屑を採取してKOH直接鏡検を行う❺．

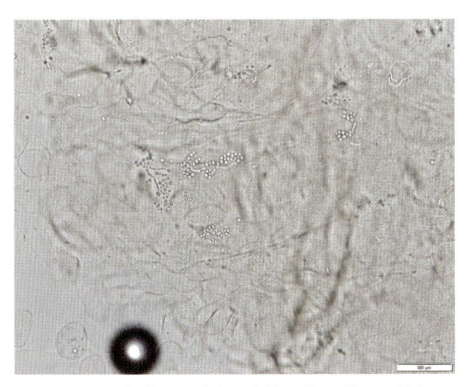

図2　カンジダ性間擦疹の鏡検所見（100倍）

■ コンサルテーション・紹介のタイミング

- 左右塗り分けは非常にユニークな方法である．ワセリンは尿や便汚染による刺激を防ぐ可能はあるが，かえって症状を悪化させる可能がある❹．ステロイド外用を試みて反応が悪く，増悪していれば無理に抱えることはよくない．鏡検できなければ，皮膚科専門医にコンサルテーションを行い鏡検していただく．
- カンジダ性間擦疹はKOH直接鏡検で仮性菌糸を探し組織でのカンジダの増殖を認めることから診断する．*Candida* sppは常在菌であり培養ではしばしば陽性となる．培養のみではカンジダ感染症とはいえない．

> **キモの一言**　カンジダ性間擦疹では膿疱や膜様鱗屑を認める．オムツはできるだけ控えて洗浄と局所の湿度を下げるケアを

第2章 皮膚科的問題

5. 水虫ができた

白癬が疑われるとき

症例

高血圧，糖尿病があり介護施設入所中の91歳男性．施設看護師に「足に白癬があるんですよ」と相談された．すでに本人が残っていた抗真菌薬の外用を始め，良くなってきているという．

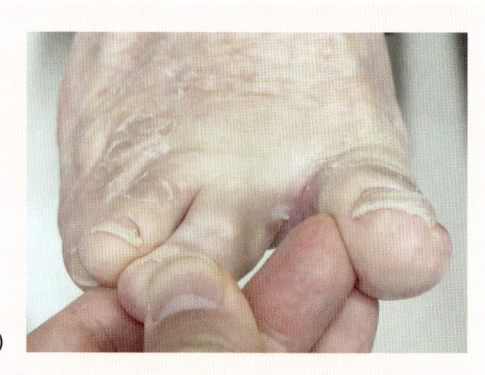

図1 足白癬（趾間型）

一般臨床医のアプローチ

■考えたこと

足趾間に剥脱した鱗屑がみられた．かゆみは伴わず爪の変形などはない．足白癬を考えたが，すでに外用薬をはじめており，治癒傾向であった．

■行ったこと

引き続き外用薬として，テルビナフィン塩酸塩（ラミシール®クリーム）を処方した．薬剤は趾間だけでなく足の裏全体に広く塗り，症状がなくなっても2カ月は続けるよう指導した．また生活指導として，足の清潔を保つこと，また湿潤環境を避けるため，しっかりと乾燥することや同じ靴を使用し続けないよう説明した．二次予防を防ぐため足ふきマットなどの共用をやめるよう伝えた．

❓ここが知りたい
- 白癬でのステロイド外用薬の適応について教えてください❹．
- また，介護施設には爪白癬の患者も多くみられます．高齢や既往症，頻回な検査ができないなどの制限が多く，内服薬が難しい際にはどういった対応をすればよいのでしょうか❺．

専門医のアドバイス

■症例への対応

入浴の際に趾間をごしごしとこすっているようであれば中止してふき取るように石鹸で洗ってから抗真菌薬を広めに外用する．

68　頼れる主治医になるための高齢者診療のコツを各科専門医が教えます

一般的な対応

- 抗真菌薬外用開始前に診断確定のためにKOH直接鏡検を施行して真菌要素を検出する（図2）ことが大原則である.
- すでに外用していると鏡検陰性の可能性もあり，臨床的診断とするのは皮膚科専門医であれば行わない．鑑別疾患はカンジダ性趾間びらん症とグラム陰性菌趾間感染症などである．カンジダであればアゾール系の抗真菌薬がよい.
- 股部白癬では足白癬・爪白癬を合併することが多く，足の診察を行う．足も鏡検陽性であれば，同時に治療する.
- 施設では爪白癬合併例で内服できない場合は感染拡大予防のためにも抗真菌薬を外用するとよい．寝たきりで歩けない患者さんでは靴下を履いたまま睡眠させていた習慣を改めて，爪にルリコナゾール（ルリコン®液）などを1日1回外用して，なるべく乾燥を保つことで完治する症例もある．感染予防の立場から外用抗真菌薬を処方して積極的に爪切りと外用を行うことで治療するのがよい[B].
- KOH直接鏡検で爪白癬と確定していればエフィコナゾール（クレナフィン®爪外溶液10％）を爪のみに外用．皮膚にはルリコナゾール（ルリコン®クリーム）などを広く外用する.

図2 白癬のKOH直接鏡検所見（400倍）

コンサルテーション・紹介のタイミング

- 白癬でもまずは鏡検陰性であれば外用ステロイドを処方することがある．4〜5日，1日2回炎症のある部位にのみ外用して，炎症をとることで真菌要素を検出しやすくして改めて鏡検を行う方法である（図3）[A]．皮膚科専門医がよく行う方法であるが，正しい鏡検ができることが大原則である.

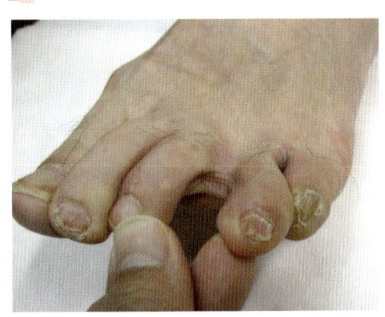

図3 ステロイド外用後の様子

[参考文献]
1) 佐藤友隆：足白癬「治らない水虫？」．MB Derma, 208：36-40, 2013

キモの一言　趾間型の足白癬ではごしごしとこすり洗いをして増悪させているケースが多いので，かゆくてもごしごしと洗いすぎないこと

第2章 皮膚科的問題

6. 水疱ができた

類天疱瘡

症例 認知症があり特別養護老人ホーム入所中の80歳女性．既往症に水疱性類天疱瘡がある．施設入所以来テトラサイクリン塩酸塩（アクロマイシンV®）100 mg 1日2回（1日200 mg）を内服し症状は安定していたが，回診の際に「水ぶくれができている」と施設職員から相談を受けた．

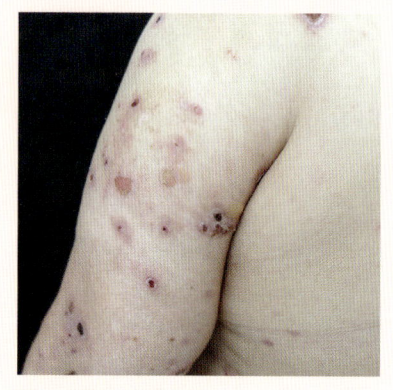

図 水疱性類天疱瘡

一般臨床医のアプローチ

■考えたこと

上腕には直径1 cm程度の水疱がみられた．水疱は緊満しており破れにくい．カルテを見返すと数カ月前から瘙痒伴う発赤があったが，皮脂欠乏性湿疹として保湿剤が処方されていた．そのほか，新規に開始した内服薬がないこと，処方薬の服薬はできていたことを確認した．以上から類天疱瘡が悪化したのではないかと考えた．

■行ったこと

できるだけ早くに皮膚科受診するよう指示をし，それまでの間，プレドニゾロン（プレドニン®）1日15 mgを処方した．

❓ここが知りたい

- 介護施設には類天疱瘡に罹患している入所者が多くいます．皮膚科の定期的通院はなく，入所時の処方薬が継続されている場合が多いです．まず，一般臨床医が経過観察をするうえでのポイントはありますか？Ⓐ
- 次に，状態が落ち着いている際に，アクロマイシンV®など処方薬の減量や中止は試みてもよいのでしょうかⒷ．また状態悪化時のステロイド内服薬の適応と生活上の指導について教えてくださいⒸ．

専門医のアドバイス

■ 症例への対応
まず病勢の評価を行う必要がある．その後外用強化と内服治療を行う．

■ 一般的な対応 ■

- 病勢の評価に抗体値測定（抗BP180-NC16a抗体）と末梢血好酸球数は有用であり，保険適応もあるので試みるべきである．
- 活動性の水疱性類天疱瘡では白血球分画の好酸球の上昇を認める．またSRLの検査項目で抗BP180-NC16a抗体が保険適応となっている．抗体値が高値であれば病勢が強く水疱形成が再燃する可能性があり，ステロイド全身投与の適応がある❶．月1回までの採血は保険で認められているので病勢のモニターとして使用するとよい．病勢を評価したうえで，ステロイドやテトラサイクリンの減量を考慮する❷．

■ コンサルテーション・紹介のタイミング ■

- 再燃の際には治療を開始された皮膚科にコンサルテーションを行い発症初期のステロイドの量などを把握する必要がある．抗体値の測定で現在の病勢が評価できるが，皮膚科医に診察してもらうのがよい．新規発症例でstrongestクラスの外用ステロイドと内服テトラサイクリン塩酸塩（アクロマイシンV®）・ニコチン酸アミド併用療法またはミノサイクリン療法が用いられることもある．高齢者は糖尿病や免疫不全，大腿骨頭壊死などのリスクを考慮するとステロイド大量投与に踏み切れないことがある．その際に抗体値の測定は液性免疫を評価して病勢の判断材料となる．
- 瘙痒が強く1日に1個以上の新生水疱や蕁麻疹様紅斑を認める症例は疾患活動性が高く，早期に入院加療のできる総合病院皮膚科にご紹介するのがよい❸．
- ミノサイクリンやテトラサイクリンの内服に反応しない症例では早期に内服ステロイドを開始して，病勢のコントロールを図る❶．肺炎などで内服治療ができないときには点滴による治療を考慮する．

[参考文献]

1) 名嘉眞武国，橋本隆：高齢者に多い皮膚疾患の診断と治療の注意点―水疱症．Geriatric Medicine, 50：825-830, 2012
　　→高齢者の水疱症治療がまとまっている．

> **キモの一言** 水疱性類天疱瘡では安易に内服ステロイドやテトラサイクリンを中止しないこと

第2章 皮膚科的問題

7. 巻き爪が痛い

陥入爪

症例 糖尿病，高血圧ある68歳男性．数日前から右拇趾の痛みがあり受診した．

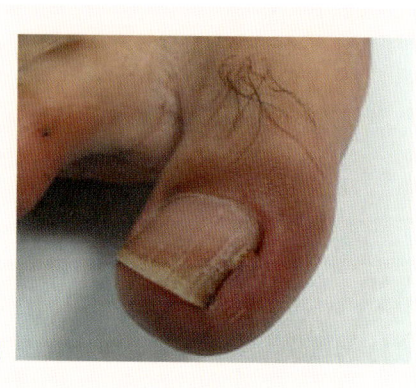

図1 拇趾陥入爪

一般臨床医のアプローチ

■ 考えたこと
右拇趾の爪甲が皮膚に陥入していていた．爪の外脇は発赤や圧痛があるものの排膿はみられなかった．ひょう疽には至っておらず感染のない軽症の陥入爪と考えた．

■ 行ったこと
テーピング法で保存的にみることにした．陥入している爪の下方をテープの起点とし，爪の食い込みを解除するよう皮膚を進伸させ固定した．爪を切る際には深爪をせずスクエアカットにするよう指導した．

❓ ここが知りたい
- 一般臨床医に可能な陥入爪の処置法と生活指導について教えてください❹．
- また，反応性に肉芽ができている場合の対応はどうしたらよいでしょうか❺．

専門医のアドバイス

■ 症例への対応
局所炎症所見が強いときには，創部一般細菌培養を行い，抗生剤内服を併用する．改善なければ皮膚科へ紹介するのがよい．
過剰肉芽には液体窒素療法を施行して肉芽を縮小させてからテーピング固定などを行う❺．

一般的な対応

- 爪を安易に施設などで深く切り込み切除されることがある．これはかえって陥入爪を増悪させるので，避けること．
- アンカーテーピング法[1]とはテープを重ねて貼ることにより固定を強化するテーピング法である．布製弾性テープを多重に重ねて貼り，さらに紙テープで固定する．陥入爪においては，炎症がある場合1枚のテープでは滑ってしまうことが多い．排膿，浸出液，肉芽組織のある症例でも，布製テープで肉芽組織を包んで貼り（図2A），そのテープが滑らないように紙テープで固定する（図2B）．
- 糊でかぶれたりしなければどの種類のテープでも問題ない．物理的に巻き込んでいる爪を皮膚から離す方向に引っ張って固定することがポイントである．
- テープ固定時の注意点は，①運動制限をきたさないように．②交差・1周して血流を阻害することがないように．③無理に強くしない．強度や時間を適宜調整する．④ ASO，糖尿病など基礎疾患に注意．
 これらを施設職員や患者さんによく指導する．

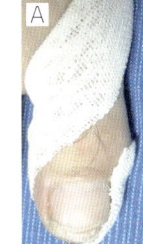

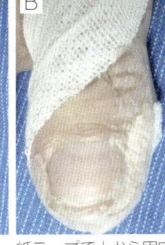

布製テープ　　　紙テープで上から固定

図2　テープ固定のコツ

コンサルテーション・紹介のタイミング

- 治療に反応しないときには早めに紹介を．その際には基礎疾患の情報を知らせてほしい．
- 創部培養していれば培養結果も添付する．爪甲変形が強いときには，有棘細胞癌（図3）や爪下外骨腫などの可能性もあるので，生検や単純X線の撮影できる病院へ紹介を．

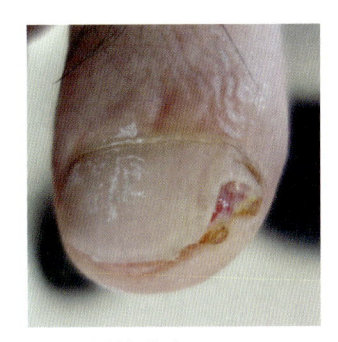

図3　有棘細胞癌

[参考文献]
1) 新井裕子，他：こんなに素敵なアンカーテーピング療法：陥入爪，爪外傷および各種爪疾患への応用．日臨皮会誌，29：7-13, 2012
　　→テーピングの方法について詳しく記載されている．

キモの一言　陥入爪では安易に爪を切りこまない

第3章 婦人科的問題

1. 認知症を伴う高齢者に茶褐色の帯下が出現

茶褐色の帯下

症例 80歳女性．認知症が基礎疾患にある介護施設入所中の方で，普段は介助で車いすに移乗しており，排泄はおむつとなっている．普段は問題行動のない方であるが，本人の嫌がることを無理に行うと興奮する傾向がある．嘱託医として施設を回診した際に，施設のスタッフから，「最近おむつに頻回に悪臭の伴う茶褐色調のものが付着している」との報告を受けた．

一般臨床医のアプローチ

■ 考えたこと・行ったこと

血尿の可能性も否定できないため，導尿での尿検査も考慮したが，施設スタッフの話やおむつの形状からは血尿の可能性は低く，また認知症で状況が把握できない患者への導尿に伴う苦痛も考えて，導尿は行わず，帯下として対処することとした．内診も本人にとっては負担があり，適切な体位を取ることも困難であると考え，陰部の外観のみ観察したが，特に異常を認めなかった．子宮体がんの可能性も否定できないとは思ったが，認知症もあるため，婦人科受診しても十分な診察が可能かは疑問と考え，とりあえず，メトロニダゾール（フラジール®）腟錠による老人性腟炎の治療を開始して，改善なければ婦人科への紹介も検討することとした．

❓ ここが知りたい
- 帯下の性状などからどの程度原因を推定していくことができるのでしょうか❹．
- また，帯下のある高齢女性で，婦人科医へのコンサルテーションを考慮したほうがよいのはどのようなときでしょうか．認知症やADLが低い患者でのコンサルテーションの適応についても教えてください❺．

専門医のアドバイス

■ 症例への対応

　本人の苦痛や負担を考えて自ら治療を開始したことは評価できるが，高齢女性で婦人科受診歴のない方は皆無と思われ，外来時に診察を拒否された経験は，筆者はない．出血性膀胱炎であれば自然軽快し，おむつ使用による腟炎であれば今回の治療で一時的に軽快はするだろう．しかしスタッフの報告だけでは，膀胱がん・出血性膀胱炎・子宮悪性腫瘍・子宮留膿腫・大腸悪性腫瘍のいずれも否定はできない．本例では腟からの分泌物と決めつけるのは早い．

■ 一般的な対応

- 子宮頸がん（頸がんの方が頻度は高い）や体がんなどの子宮悪性腫瘍，子宮留膿腫を考え，内診，経腟超音波に加え，細胞診や，留膿腫であれば経腟ドレナージと培養（嫌気性菌も含め）を行う．残尿測定や導尿（検尿・細胞診・尿培養），直腸診も行う．
- おむつに付着する分泌物の性状からは，赤色，コアグラであれば出血性膀胱炎を，腐敗臭のある灰色であれば子宮留膿腫を，黄土色であれば萎縮性腟炎を，いずれの色であってもゼリー状の分泌物が交じっていれば消化管からの分泌物を考える．茶褐色やカフェオレ色であれば腟内の分泌物と考えるが，血尿が腟内に溜まっても同様となる❹．

■ コンサルテーション・紹介のタイミング

- 婦人科検診をしばらくしておらず介護施設で婦人科的診察ができなければ，コンサルテーションをお願いしたい❸．ADLが低下し寝たきりであれば，嘱託医の裁量によるだろうが，ぜひ勉強熱心な読者は患者のため最大限の対応をお願いしたい．
- 帯下や不正出血，骨盤臓器脱を主訴に施設などから紹介されることは多いが，紹介状に記載された診断と診察時の診断が一致していることは必ずしも多くない．形態的診断や判断が，施設スタッフや嘱託医にとって困難であることが予想できる．安易に病気の部位や診断を決めつけ，患者の選択肢を狭めることには注意する．

キモの一言　おむつの付着物で考えられる診断は多種多様．安易に診断を決めつけない

第3章 婦人科的問題

2. 陰部にかゆみと痛みがある

カンジダ腟炎をくり返す患者

症例 訪問診療を行っている67歳女性．脳血管障害の既往があり，現在は寝たきり状態で，おむつ排泄となっている．尿路感染症に対して，抗菌薬の内服をくり返し行っていた．おむつ交換を含めた介護は夫が行っているが，介護疲れもみられる．本人とは，文字盤でのコミュニケーションとなっているが，ある訪問時に本人より陰部のかゆみの訴えがあった．ご自宅にある連絡ノートに記載された訪問看護師の記録では，「チーズ状の帯下であることからカンジダ腟炎ではないか」とのコメントがあった．同様のエピソードをくり返しており，この1年で3回目のカンジダ腟炎であった．

一般臨床医のアプローチ

■ 考えたこと・行ったこと

チーズ状の帯下で，かゆみもあることからカンジダ腟炎と考えた．腟錠は介護者の夫が使用できないため，フルコナゾール内服にて加療を行ったところ，症状は改善した．しかし，カンジダ腟炎をくり返しており，今後の再発予防として，どのようなことを行えばよいのか疑問が残った．

❓ ここが知りたい

- 陰部のかゆみや痛みがある患者で，帯下の増加がない，もしくは特徴的な帯下がない場合にはどのような原因を考え，どのように対処していけばよいでしょうか❹．
- また，カンジダ腟炎をくり返す患者の場合，薬物治療・非薬物治療で注意すべき点があるでしょうか❺．

専門医のアドバイス

■ 症例への対応

くり返す抗菌薬使用による腟常在菌叢の変化から，カンジダ外陰腟炎を呈していると考える．治療は抗真菌薬の内服ではなく，腟錠の挿入と外陰部に対しては外用薬が基本である．腟錠は週1回挿入で治療可能なものが一般的なので，局所の洗浄と腟剤の挿入は医師，訪問看護師が施行をし，その後訪問看護師に帯下や外陰部の確認を依頼すれば，介護疲れの夫を煩わせなくて済む．尿路感染症に対する抗菌薬の選択や期間が妥当であったかの検証は要する．菌の培養や感受性の再確認をし，発熱がなく無症候性の尿路感染症であれば，極力抗菌薬を使用しない❸．また，複雑性尿路感染症の原因となりうる尿路結石や慢性尿閉の有無をポータブル超音波で確認する．

■ 一般的な対応

- カンジダ腟炎は閉経後ではむしろ稀である．外陰部所見からは本例とは異なるが，一般的には陰部白癬や外陰部掻痒症，萎縮性腟炎などを考え，抗真菌薬，ワセリンの外用やエストリオール腟錠の使用などの対症療法を行う❹．カンジダ腟炎はたいてい1回の腟錠の挿入で自覚症状の消失と帯下の改善をみる．
- カンジダは常在菌の1つであり，カンジダ外陰腟炎を発症する場合，不要な抗菌薬の使用がないかを常に考え反省する必要がある．膀胱炎や抜歯後の抗菌薬内服後，処方医が知らずに多くの患者がカンジダ外陰腟炎で産婦人科外来を受診していることを知ってほしい．

■ コンサルテーション・紹介のタイミング

- カンジダ腟炎が明らかであれば，寝たきりの方に対する腟剤挿入，洗浄のために産婦人科外来を受診させる必要はない．腟錠の挿入は腟鏡を用いなくても容易である．くり返し，治療経過が思わしくない場合にはコンサルトを考慮する．

> **キモの一言**　カンジダ外陰腟炎をみたら，抗菌薬を見直そう．また尿培養の再検を含め下部尿路の再評価をしよう

第3章 婦人科的問題

3. 子宮留膿腫の患者，婦人科コンサルトはどのようなときに？

子宮留膿腫

症例 78歳女性．介護施設入所中の方．脳梗塞後遺症で寝たきり状態，高次機能障害あり．施設回診時に，昨日から腹痛の訴えがあると，施設の看護師より報告あり．また，ここのところ膿のような帯下がおむつに付着しているとのことであった．本人に腹痛の部位を聞いても，高次機能障害のため訴えははっきりしなかった．腹部所見では，下腹部に圧痛を認めた．

一般臨床医のアプローチ

■ 考えたこと・行ったこと

腹部の圧痛部位と膿性帯下の存在から子宮留膿腫の可能性を考えた．婦人科への紹介もこの時点で考慮したが，診断に自信がなかったこと，また高次機能障害もあり，婦人科での十分な診察が可能かの疑問もあったために，自施設（病院）に来院していただき，腹部造影CT検査を行った．

CTでは，子宮内に膿瘍形成を認めており，子宮留膿腫と診断．院内には婦人科はなく，この時点で，他院の婦人科に紹介するかを検討した．高次機能障害もあるため経腟ドレナージを行えない可能性も高く，また本人の精神的な負担となる可能性もあると思われた．ご家族もできるだけ当院でみてほしいとのご希望であり，当院入院とし，十分量の抗菌薬投与を行ったうえで改善が乏しければ，婦人科に紹介し，経腟ドレナージを依頼する方針とした．

嫌気性菌もカバーするようセフメタゾール2ｇ（8時間ごと）の経静脈的投与を開始し，経過をみることとした．その後，2週間の経静脈的な抗菌薬投与を行い，臨床上・画像上も改善を認めたため，抗菌薬を終了し，経過をみたが症状の再燃は認めなかった．

❓ ここが知りたい

- 高齢者において，子宮留膿腫はどのような方がなりやすいのでしょうか❹．病歴や身体所見のポイントについても教えてください❺．
- また，抗菌薬により改善しない場合の対処方法についても教えてください❻．

専門医のアドバイス

■ **症例への対応**

おむつ使用や寝たきりによる糞尿逆流，加齢による子宮頸管閉鎖により子宮留膿腫は発生しやすい❹．帯下があればドレナージされており緊急性はないが，下腹部に圧痛を認めていれば，破裂のため急性腹症を呈しているとも予想される❺．治療は，経腟的なドレナージが基本であり❻，本症例での子宮の縮小も抗菌薬の使用効果よりは，自然ドレナージの結果の可能性もある．

■ 一般的な対応

- 四肢拘縮で内診姿勢が取れなくても，工夫をして内診，処置を産婦人科外来では考える．帯下があれば頸管も軽度開大しており処置には都合がよい．原因菌は大腸菌や腸球菌に加え，腐敗臭を伴う嫌気性菌も多い．子宮頸管を拡張し，膿の排出と病理学的，細菌学的検査，ならびに可能であれば子宮腔洗浄を行う．
- 抗菌薬を投与するが，おむつ使用やADLなどの状況が変わらなければ，頸管は閉鎖し再貯留することが多い．その予防にエストリオール腟錠の短期的な使用も考慮する．

■ コンサルテーション・紹介のタイミング

- 子宮頸管拡張によるドレナージが必要な場合にはコンサルテーションをする．原発性，転移性含め子宮悪性腫瘍の確認は必要である．高次機能障害だからと仕方がないとあきらめ家族に説得する前に，早期に婦人科にコンサルテーションを考慮してほしい．

キモの一言　子宮留膿腫は，帯下の出現を機会に対応することが多い．逆に帯下がなくても不明熱を呈する場合，子宮留膿腫を鑑別に挙げる必要がある

第3章 婦人科的問題

4. 子宮脱をくり返す高齢女性

骨盤臓器脱

症例 87歳女性．慢性呼吸不全があり，在宅酸素使用中の方．ADLは見守りから軽介助で，トイレ歩行可能な程度．訪問時にご家族より，「排尿時に腟からなにか出てきているのに気がついた」とのことを伺った．本人に聞くと，「以前からだけど，手で押し込むとおさまるから，恥ずかしいし，そのまま放っておいたのよ」とのことだが，ここのところ頻回になってきているようであった．本人に診察を申し出るが，「恥ずかしいからいい」とのことであった．次回，女性医師に診察してもらうことを約束した．後日，女性医師が訪問し，診察を行ったところ，やはり子宮脱であった．今のところ用手的に還納可能であるとのことであった．

一般臨床医のアプローチ

■ 考えたこと・行ったこと

本人や家族の話では，今のところ，局所の出血や頻尿・尿路感染症の合併などないようであった．しかし，時折，尿漏れがあるようで，尿とりパットはあてているとのことであった．本人は婦人科受診には消極的であり，また子宮脱による症状が今のところはそれほど強くなく，用手的に還納可能でもあるので，婦人科への紹介は行わなかった．今後の症状の経過などを教えていただくようご本人にお願いした．

❓ ここが知りたい

- 骨盤臓器脱がある患者は，ADLが低下した高齢者や認知症患者であっても外来レベルの処置でQOL向上が望めるものでしょうか❹．どのような症状・状態の場合には婦人科受診の絶対適応となるのでしょうか❺．
- また，必ずしも婦人科受診を希望されないことが高齢者ではありますが，そのような場合に，一般臨床医としてアドバイスできること，介入できることはあるでしょうか❻．

専門医のアドバイス

■ 症例への対応

子宮脱や腟前壁脱（膀胱瘤），腟後壁脱（直腸瘤）などを総じて骨盤臓器脱という（図1）．合併する膀胱瘤が慢性尿閉を呈する可能性があり，本例の尿漏れもその否定ができない．外来や在宅診療でも可能なペッサリー挿入はうまくフィットすれば本人の不快感は軽快し，解剖学的な位置矯正により慢性尿閉も改善されうる（図2）❹．残尿測定が今後の方針決定に必要である．ペッサリーが保てない会陰の状態では手術療法を考慮する．局所麻酔でも可能な腟閉鎖術は本例の選択肢となる．

■ 一般的な対応

- 正しい脱の部位診断と程度，付随する障害の有無を確認する．残尿測定を行い，慢性尿閉があれば導尿で菌の培養などを行う．
- ペッサリーは長期留置に伴う諸問題が多く，手術でQOL向上が望める場合は手術を第一選択とする．慢性尿閉や排便障害（直腸脱）があれば，ADLが低下した高齢者や認知症患者であっても治療対象となり❺，子宮腟部擦過による軽度の出血や違和感，下垂による不快感などがあっても，QOLが低下していなければ自然経過観察でもよい．

A) 正常　　B) 腟前壁脱（膀胱瘤）　　C) 腟後壁脱（直腸瘤）

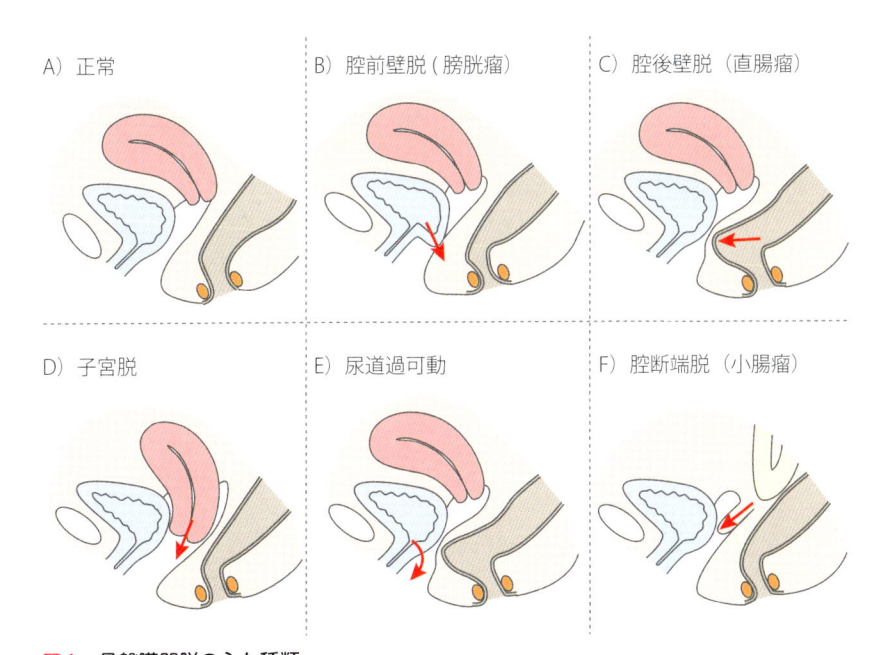

D) 子宮脱　　E) 尿道過可動　　F) 腟断端脱（小腸瘤）

図1　骨盤臓器脱の主な種類
文献1，p.44より転載，一部改変

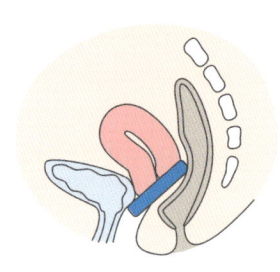

図2 ペッサリー挿入による治療

■ コンサルテーション・紹介のタイミング ■

- 骨盤臓器脱の診察ができない場合，また治療介入でQOL向上が望める場合にはコンサルテーションをお願いしたい．骨盤臓器脱の診療は，病院，地域，診療科により方針が大きく異なっているのが実情であり，多くの選択肢をもっている医療機関を選択できるとよい．非常にコモンな病気であり，恥ずかしいからと受診を躊躇する患者に受診を抑制するのではなく，氷山がようやく表出したと考え，受診を勧めていただきたい©．
- 尿失禁や骨盤臓器脱で普段から悩んでいても，かかりつけ医に相談できずに長く1人で悩む女性はまだまだ多いはずである．「おしものことでも，何か悩んでいることはない？」と問いかけられる医師患者関係を心がけていただければと考える．

[参考文献]

1）古山将康：骨盤臓器脱の原因，診断と分類．Urology View, 18：38-45, 2010

キモの一言　「おしものこと」の悩みもうちあけやすい医師・患者関係を心がけていただきたい

Column 4

産婦人科医から伝授する，高齢者子宮がん検診に関する考え方

　ドックや市町村検診で行う子宮がん検診は，子宮頸がんに対する細胞診検査を意味する．体がんや卵巣がんの検査は，オプションなどで体部細胞診や超音波検査を行う場合に施行されるが，検診として行う意義は明らかにされていない．

　子宮頸がんはHPV（human papillomavirus）感染が主原因であり，特に20歳代で増加しているが，発症数は30, 40歳代が多い．日本では20歳代は毎年，30歳代からは隔年で検診がなされているが，何歳まで行うかという議論は活発ではない．若年者では全がん死亡に占める子宮頸がん・体がん・卵巣がんの死亡割合は多いものの，高齢者では子宮がんでの死亡数は増えても，その割合は減少し，子宮がん検診の意義も少なくなる．もっとも不正出血や異常帯下，腹部膨満感など症状がある方は，検診とは別に診察を受けるべきであるのは当然である．

　海外では，いつ子宮がん検診を中止するかという議論もなされており[1,2]，以下に紹介する．

- 65歳以上で今まで適切に子宮がん検診を受けており，細胞診3回連続正常，HPV併用検診で2回連続して異常がなければ，その後の検診は不要である．
- 良性疾患で子宮頸部を切除した方（全摘含め）は，その後の検診は不要である．
    注：高齢女性では，子宮を切除されその後の月経がない方でも，かつて一般的であった腟上部切除術後で頸部は残っている方もいるため，注意を要する．
- 今まで検診を受けてこなかった方は，検診で恩恵を受ける可能性が最も高く，70～75歳までは検診を勧める．
- 頸部異形成や上皮内がんなどでフォローされていた方は，年齢によらずその後20年間は検診を継続する．

　毎年婦人科検診を受ける高齢女性や，子宮がない方に「子宮がん検診は今後不要ですよ！」と，長寿県日本一でドック検診の盛んな長野県で叫んでみても，その意識を変えるには長い年月を要するかもしれない．適正な子宮がん検診について悩む日々である．

[参考文献]

1) Moyer VA : Screening for cervical cancer: U.S. Preventive Services Task Force recommendation statement. Ann Intern Med, 156 : 880-891, W312, 2012

2) Feldman S, et al : Screening for cervical cancer : Rationale and recommendations. UpToDate, 2013

〈倉澤剛太郎〉

第4章 整形外科的問題

1. ベッド脇で動けなくなった

高齢者に多い骨折と受傷機転

症例 90歳の女性．通院が困難なため，2年前より訪問診療を行っている．それまで，家の中では伝い歩きができていたが，ベッド脇の床で動けなくなっているところを家族が発見し，緊急往診となった．認知症のためどのような形で転倒したかを本人から聞き取ることはできなかった．診察をしたが，全身のあらゆる所を痛がっている．
既往歴：認知症，慢性心不全

一般臨床医のアプローチ

■考えたこと

高度の骨粗鬆症患者の場合，"ベッドからずり落ちた"程度でも骨折をしている可能性がある．当初は腰椎圧迫骨折の可能性を疑ったが，立位もとれなかったとの話であったので，改めてよく診察すると，右脚は外旋していた．また，他動的に内旋・外旋すると特に痛みの訴えが増強したため，大腿骨頸部骨折もしくは大腿骨転子部骨折の可能性が高いと考えた．さらに全身を丁寧に診察すると，上腕骨にも強く痛みを訴える場所があることがわかり，上腕骨外科頸骨折も疑われた．

■行ったこと

大腿骨頸部骨折もしくは大腿骨転子部骨折，および上腕骨外科頸骨折が疑われるので，介護タクシーで医療機関を受診するように指示し，診療情報提供書を作成した．家族は「高齢だし認知症もあるので手術がかえって本人の負担にはなるのではないか…」と心配していたが，大腿骨頸部骨折・大腿骨転子部骨折であった場合，手術での固定によってオムツ交換などの際の痛みが軽減される可能性があることや，ガイドライン上も全身状態がよい場合には保存療法は行わない方がよい[1]と記載されていることを説明した．

❓ ここが知りたい

- 進行した認知症があったり，他の合併症で手術のリスクが高いと思われる症例が多い現状がありますが，整形外科受診のメリットを教えてください❹．
- 高齢者に多い骨折と受傷機転を教えてください❺．

専門医のアドバイス

■ 症例への対応

- 転倒後の股関節痛をみたときは，まず大腿骨転子部骨折，大腿骨頸部骨折を疑ってかかる．
- 大腿骨骨折はたいてい，患肢の外旋・短縮を起こすので特に患肢が外旋・短縮していないかに注意を払う（図1）．車椅子に座っている場合は両膝頭が揃っているか見る．骨折があれば患側の膝頭が短い．転位が大きい場合，聴診器を恥骨結合に当て，膝蓋骨を指で叩くと患肢側は音が小さく往診で役に立つ．
- 大腿骨近位部骨折は側方転倒によることが多いが側方転倒で恥骨，坐骨骨折を起こす場合もある．X線で大腿骨近位部のみに注意が向き恥骨，坐骨骨折を見逃すことが多いので注意する．

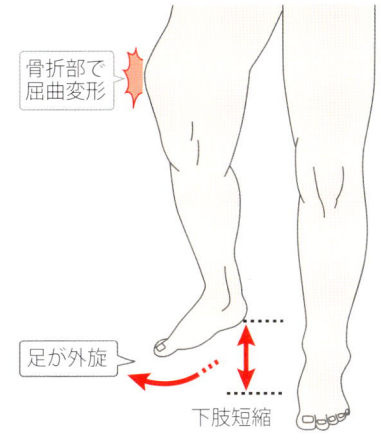

図1　大腿骨骨折による変形

■ 一般的な対応 ■

- 大腿骨転子部骨折の手術は腰椎麻酔で数十分で終わりそれほど大きな侵襲ではない❹．筆者（仲田）は，90歳過ぎの認知症もある患者さんで手術なしとしたことがあったが，その後亡くなられるまでオムツ交換の度に悲鳴を上げ後悔した．手術により痛みはなくなり介護も容易となる❹．しかし大腿骨頸部骨折で人工骨頭置換となると大変高価な手術となるので本人，ご家族と相談のうえ，手術適応を決める．
- 高齢者に多い骨折は4つある．受傷機転とともに下記に示す❸．
  ①大腿骨近位部骨折：側方転倒
  ②脊椎圧迫骨折：転倒しりもち
  ③上腕骨外科頸骨折：側方転倒（図2）
  ④橈骨遠位端骨折：手掌を着いての転倒（4章-10，p.104参照）

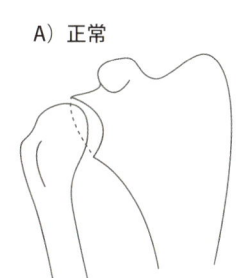

図2　上腕骨外科頸骨折
A）正常
B）上腕骨外科頸骨折

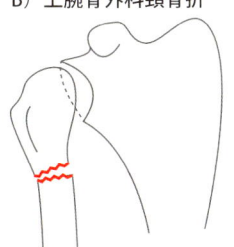

■ **コンサルテーション・紹介のタイミング** ■

　大腿骨近位部骨折を疑ったらやはり全例，一度は整形外科にコンサルトするべきと考える．股関節痛にて1年間寝たきりで往診されていた患者が大腿骨頸部骨折だったことがあった．最初に手術していれば歩いていたはずなのである．

［参考文献］
1）「大腿骨頸部/転子部骨折診療ガイドライン（改訂第2版）」（日本整形外科学会，日本骨折治療学会/監），南江堂，2012

> **キモの一言**　患側下肢の外旋短縮をさがせ！　あれば大腿骨転子部骨折，大腿骨頸部骨折を考えよ

Column 5

整形外科医から伝授する，高齢者の大腿骨近位部骨折における手術適応の考え方

　大腿骨近位部骨折は**転子部骨折**と**頸部骨折**とに分ける．大腿骨頭への血流は図1のごとくである．大腿骨頸部から入り骨頭へ上行する．

　大腿骨転子部骨折であれば骨頭の血流は保たれているので整復のうえ，そのまま接合すればよい．CHS（compression hip screw）やガンマネイルなどが使用される．

　一方，**大腿骨頸部骨折**は図2のようなGarden分類がある．図1からわかるように大腿骨頸部骨折で転位が大きい場合，骨頭への血流がなくなる．GardenⅠ，Ⅱの場合は転位が少なく骨頭への血流が期待できるのでそのままネジや鋼線，Hanson pin固定などで固定する．GardenⅢ，Ⅳなど転位が大きい場合は骨頭への血流がないものと考え骨頭を摘出し人工骨頭置換を行う．

血流

大腿骨頸部骨折

大腿骨転子部骨折

図1　大腿骨頭の血流

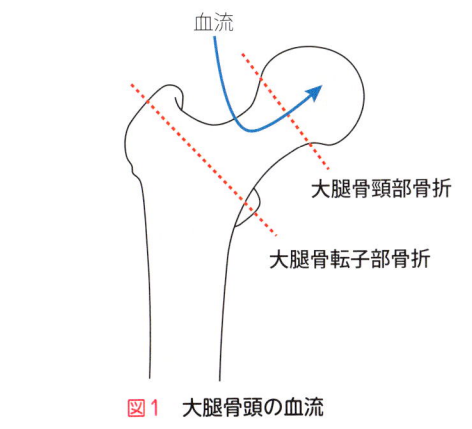

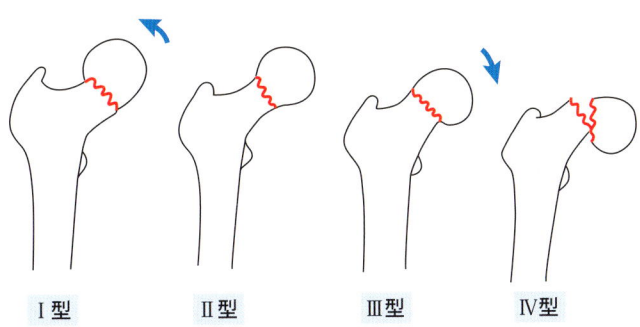

Ⅰ型　　Ⅱ型　　Ⅲ型　　Ⅳ型

図2　大腿骨頸部骨折のGarden分類

〈仲田和正〉

第4章 整形外科的問題

2. カッターナイフで指をきった

手指切創の処理

> **症例**　79歳の男性．30分程前にカッターナイフで室内作業中に示指を切ってしまった．押さえて様子をみていたが血が止まらないため診療所を受診した．
> 既往歴：高血圧　内服薬：降圧薬のみ　薬物アレルギー：なし

一般臨床医のアプローチ

■考えたこと

にじむような出血はあったが，動脈性の出血はなく，知覚異常もなかったため，神経血管束の損傷の可能性は低いと思われた．また，示指は伸展も屈曲も可能であり，腱損傷もないと考え，診療所でまずは対応可能と考えた．

■行ったこと

水道水でよく洗浄し，圧迫止血を行ったが，指を動かすたびに少しずつ出血する状態が続いたため縫合を行う旨説明した．細い針で局所麻酔を行った後，再度創部を洗浄し，創内に異物がないことを確認した．患者に声をかけながら縫合し，閉創したのち，ガーゼで保護した．

カッターナイフでの受傷であり汚染の少ない創と判断したが，破傷風トキソイドの接種歴は不明であったため，破傷風予防接種の投与基準（表）を参考に破傷風トキソイドの接種は行った．

最後に，必要時に内服できるよう鎮痛薬を処方し，「明日も必ず傷を見せにきてください」と説明し，翌日も創部を確認することとした．

表　破傷風予防接種の投与基準

ワクチン接種の既往	破傷風を起こす可能性の高い創		破傷風を起こす可能性の低い創	
	Td	TIG	Td	TIG
不明・3回未満	○	○	○	×
3回以上	×	×	×	×

Td：破傷風トキソイド，TIG：抗破傷風ヒト免疫グロブリン

❓ここが知りたい

- 神経損傷や腱損傷の有無を確認するための観察のポイントを教えてください❹．また，神経損傷や腱損傷が疑われなくても整形外科受診を勧めるべき症例はどのような症例でしょうか？❺
- 一般臨床医が縫合する際に特に気をつけるべきことはどのようなことでしょうか？ブロック注射についても教えてください❻．
- 汚染創の場合の対応について教えてください❼．
- 感染対策（抗菌薬・破傷風予防接種など）はどのように考えればよいでしょうか？❽

専門医のアドバイス

■ 症例への対応

　手指切創では特に神経血管損傷，腱損傷に注意を払う．神経は指尖の知覚が保たれているか否か，血管損傷はCRT（capillary refilling time：爪を押さえて離し2秒以内にピンク色が戻ればOK）で確認する❹．

　腱損傷は，屈筋腱では深指屈筋（DIPでの屈曲が可能か？）と浅指屈筋（医師の指で他の指先を伸展位で押さえ患指のみ屈曲させてPIPで屈曲するか？）を確認する❹．なお，手掌の横の皺には近位（proximal palmar crease，いわゆる頭脳線）と遠位（distal palmar crease，いわゆる感情線）の2つあるが，とくに遠位の皺からPIP関節までは"no man's land"（立ち入り禁止区域）といわれ，浅指屈筋と深指屈筋が絡み合っている．ここの深い切創で両腱が切れると修復が複雑なので整形外科に任せた方がよい❺．

　伸筋腱損傷は指の完全伸展が可能か見て確認する❹．特にDIP付近の切創で伸筋腱損傷を見逃しやすくDIPでの完全伸展ができない．DIPで指が屈曲していないか注意し伸展させてみる．

■ 一般的な対応

- 傷はまず水道水で徹底的に洗浄する．汚染していれば石鹸も使用する❻．
- 指のブロックは指の遠位から3番目の皺で針を刺し骨に当ててゆっくり数mL局所麻酔薬を注入すると指全体の麻酔ができる❻．MP関節はdistal palmar crease（いわゆる感情線）付近にあるので指の遠位から3番目の皺で注入する限り関節に入ることはない．
- 駆血はゴム手袋の指先を尖端から3cm位で切り離し，その尖端も少し穴を開け患者の患指にはめて遠位から巻きあげていくことによりできる．
- 傷が大きい，あるいは汚染している時は，縫合直前に抗菌薬（セファゾリン1～2g）を点滴することにより創感染を60％減らすことができる❼❽（はっきりしたエビデンスがある）．
- 術後の抗菌薬投与は通常必要ない❽．

■ コンサルテーション・紹介のタイミング

- 腱損傷を疑ったとき，骨折があるときは整形外科に紹介する．明らかに血流不良の場合は顕微鏡下に血管縫合が可能なのでマイクロ手術の可能な施設に紹介する．
- 神経損傷，腱損傷，汚染創でなければ基本的にはコンサルトは必要ない❺．
- 指が動かなくなることはADLに大きく影響するので指の外傷を安易に考えるべきでない．

キモの一言　CRT，知覚を確認！手指が完全伸展，屈曲が可能か確認．"No man's land"を覚えよう

第4章 整形外科的問題

3. 休み休みにしか歩けない

腰部脊柱管狭窄症

症例 80歳の男性．最近散歩に行かなくなったことを心配した妻とともに診療所を受診した．本人に聞くと，「歩き出してしばらくすると足が痛くなってしまい，休み休みにしか歩けないため，散歩はやめた」との話であった．
既往歴：高血圧，脂質異常症，ラクナ梗塞

一般臨床医のアプローチ

■ 考えたこと

患者の状態は間歇性跛行であり，腰部脊柱管狭窄症もしくは閉塞性動脈硬化症（ASO）のいずれかと考えた．

■ 行ったこと

改めて病歴聴取を行い，足が痛くなっても前屈みになると痛みはよくなること，足の痛みは限局しておらず臀部から下肢後面・足底までの痛みであることを確認した．次に，診療を行ったところ，下肢の冷感はなく，膝窩動脈・後脛骨動脈・足背動脈の拍動は良好に触知した．さらに腰部脊柱管狭窄診断サポートツール（表）を用いたスコアでも7点以上であったため，腰部脊柱管狭窄症の可能性が高いと判断し，その旨を説明した．痛みに対する投薬は希望されなかったので，同一姿勢を長くとらないようにするなどの日常生活の指導を行った．

表 腰部脊柱管狭窄診断サポートツール

評価項目		判定（スコア）	
病　歴	年齢	60歳未満（0）	
		60〜70歳（1）	
		71歳以上（2）	
	糖尿病の既往	あり（0）	なし（1）
問　診	間欠跛行	あり（3）	なし（0）
	立位で下肢症状が悪化	あり（2）	なし（0）
	前屈で下肢症状が軽快	あり（3）	なし（0）
	前屈による症状出現	あり（−1）	なし（0）
	後屈による症状出現	あり（1）	なし（0）
身体所見	ABI 0.9	以上（3）	未満（0）
	ATR低下・消失	あり（1）	正常（0）
	SLRテスト	陽性（−2）	陰性（0）

該当するものをチェックし，割りあてられたスコアを合計する（マイナス数値は減算）．
合計点数が7点以上の場合は，腰部脊柱管狭窄症である可能性が高い．
（文献1より引用）

ここが知りたい

- MRI 検査の適応を教えてください[A].
- 腰部脊柱管狭窄症を臨床的に診断する場合の診断のポイント（サポートツール以外）を教えてください[B].
- 外来フォローのポイントについて教えてください[C].
- 日常生活の指導や理学療法について教えてください[D].
- 内服薬の適応・効果，また症状緩和に役立つ処方例について教えてください[E].

専門医のアドバイス

症例への対応

間歇性跛行がある場合，腰椎脊柱管狭窄症と閉塞性動脈硬化症（ASO）を考える．腰部脊柱管狭窄症のときの坐骨神経痛は立っただけでも生ずるがASOの場合は歩いてはじめて生ずる．脊柱前屈すると脊柱管面積は特にmotion segment（椎間板のあるレベル）で広がり下肢痛は軽減する．坐骨神経痛は下肢近位では痛み，遠位ではしびれになることが多いがASOでは遠位の痛みである．鑑別は，脊柱管狭窄症は下肢神経症状の存在により，血管閉塞は下肢冷感，下肢血管の触診，ドップラーエコーにより推定できる．足関節の収縮期血圧/腕の収縮期血圧（ABI：ankle brachial pressure index）＜0.9のときは下肢血管閉塞を考える[B]．足背動脈を触れればASOが否定できるわけではない．ABIを測定しよう．

一般的な対応

- 腰部脊柱管狭窄症の画像診断はMRIが優れる．MRIなしでは診断できない．疑ったら早期にMRIを撮影する[A]．
- 脊柱管狭窄症の保存治療には，腰椎の伸展制限（William's corset），アセトアミノフェン，NSAIDs，ガバペンチン，硬膜外ステロイド注入などが行われるが効果は思わしくない[C]．
- 保存治療は腰椎伸展を避け，屈曲位コルセットを処方したりするが著効するような治療はない[D]．
- VB_{12}内服は無効である．PGE_1点滴は短期除痛に有効かもしれない．PGE_1内服はエトドラク（NSAID，ハイペン®）に比し有効とされる[C][E]．
- 症状がひどい場合は椎弓切除が行われる．最近，棘突起間にスペーサーを挿入して腰椎前屈を作る手術もある．

コンサルテーション・紹介のタイミング

- 間歇性跛行の距離が短縮しADLに支障をきたす場合や運動神経麻痺が悪化する場合は手術適応である．

［参考文献］
1）「腰部脊柱管狭窄症診療ガイドライン2011」（日本整形外科学会，日本脊椎脊髄病学会/監），南江堂，2011

> **キモの一言**
> 間歇性跛行をみたらABI測定，下肢冷感，下肢神経症状で鑑別しよう．
> 脊柱管狭窄の下肢症状は腰椎前屈で改善する！

第4章 整形外科的問題

4. 急に腰が痛くなった．ぎっくり腰？

急性腰痛症

> **症例** 70歳の女性．昨日から急に腰が痛くなり，動けなくなったとのことで診療所に緊急往診の依頼があった．安静にしている間は痛みがないが，起き上がろうとすると痛みが強く動くことができない．発熱はない．
> 既往歴：骨粗鬆症，脂質異常症

一般臨床医のアプローチ

■考えたこと

昨日からの痛みであり，急性腰痛症と考えた．患者は「転んでいない」と話していたが，もともと骨粗鬆症を指摘されており，圧迫骨折のリスクが高いため，"しりもちをついた"という程度の誘因がないかについても注意深く問診することとした．

■行ったこと

改めて病歴聴取を行い，"しりもち"はないが，痛みが出現する前に庭の手入れのために中腰になっていたことを確認した．次に，患者を腹臥位とし，痛みの部位を指摘してもらったのち，棘突起の叩打痛がないことを確認した．神経診察も行ったが，明らかな異常を認めず，急性腰痛症と判断した．

患者・家族には，圧迫骨折も否定できないが現時点では急性腰痛症と考えること，数日で痛みは軽くなると考えられることを説明し，鎮痛薬を処方した．

加えて，排尿障害や神経症状が出現した場合は次回予約前であっても受診すること，1〜2週経っても腰痛が改善傾向とならない場合は再度連絡すること，症状が続く場合は整形外科の受診が必要な場合もあることを説明した．

❓ ここが知りたい

- 早期に整形外科受診が必要な場合，急性腰痛症における red flag sign を教えてください❹．
- 安静度に関する指導法について教えてください．経過中，コルセットは必要でしょうか？❺
- 急性腰痛症における NSAIDs の位置づけについて教えてください❻．

専門医のアドバイス

■ 症例への対応

　この患者は70歳でありred flag signになる．50歳以上からはがんの可能性を考え70歳以上では圧迫骨折を考える．red flag signとはがん，化膿性脊椎炎，圧迫骨折などの重篤疾患をルールアウトする質問事項である．下記に急性腰痛症に関連するred flag signをあげる❶．

- 一般的red flag signとしては1カ月以上続く腰痛（普通腰痛は1カ月で治る），夜間の安静時痛（がん，炎症を考える）がある．
- がんをみつけるred flag signは50歳以上，がんの既往，説明のつかない体重減少，夜間の安静時痛がある．
- 化膿性脊椎炎を疑うred flag signは静注薬物乱用，尿路感染，皮膚感染，脊椎打痛，発熱，免疫抑制がある．
- 圧迫骨折を疑うred flag signは70歳以上，外傷既往，ステロイド使用がある．
- 身体所見のred flag signは馬尾神経症状，saddle anesthesia（臀部の知覚低下），膀胱障害，下肢のひどい神経症状，肛門括約筋弛緩などがある．

以上のred flag signがないときはとりあえずただの腰痛と考え画像診断は1カ月は不要である．

■ 一般的な対応 ■

- まず上記のred flag signを確認した後，下肢神経所見（反射，知覚，筋力）の有無をみる．棘突起打痛はあればそれだけでred flag signなので注意！❶
- Red flag signがいずれも陰性であれば，NSAIDsを処方して経過観察とする❸．
- 急性腰痛の予後は3割は1週間で軽快し，9割は2週間で軽快する．
- 坐骨神経痛があるとやや経過は長く3分の1が2週間で，75％は3カ月で軽快する．
- 坐骨神経痛で手術に至るのは10％程度である．
- 急性腰痛の治療はNSAIDs±筋弛緩薬を処方し2日以内のベッド安静を勧める（根拠はないが害がない）．「痛かったら寝ていていいですよ．だけど早く起きても悪くはありませんよ」というスタンスでよい．コルセットは有効である根拠はないが圧迫骨折では処方している❷．仙骨ブロックは根症状のある場合はやってもよいが急性腰痛のみのときは根拠はない．要するに急性腰痛はNSAIDsを処方しひどければ2日以内のベッド安静を勧めて早期に日常生活に戻させる．

■ コンサルテーション・紹介のタイミング ■

- Red flag signのあるとき，特に炎症，悪性腫瘍を疑うred flag signがあるときはコンサルト❶．画像診断はMRIが一番優れる．体動時痛が強く，打痛もあるのにX線正常の場合は骨折を疑ってMRIを撮った方がよい．

キモの一言　高齢者で腰部下方に腰痛を訴えるとき，胸腰椎移行部の骨折を疑おう．胸腰椎移行部の神経後枝は腰部下方に分布するためである．内科で非常によく見逃される

第4章 整形外科的問題

5. 肩が痛くて挙がらない

肩関節周囲炎

症例 80歳の男性．定期受診の際に，「最近，肩が痛くて挙がらなくなったのだが，すぐに整形外科を受診した方がいいのだろうか？」と相談があった．
既往歴：高血圧

一般臨床医のアプローチ

考えたこと
「肩が痛い」と患者が話す場合でも，疼痛部位によっては頸椎疾患の可能性もあり，注意が必要と考えた．

行ったこと
詳しく病歴を聴取したところ，日曜大工や庭仕事が趣味であること，痛みは肩を動かしていると出現することが判明した．次に，疼痛部位を指差すよう指示し，診察を行い，頸部の痛みでないことを確認した．また，しびれなどの症状はなく，神経学的にも異常がないことも確認した．頸椎疾患の可能性は低く，肩関節の痛みと判断した．患者には，今後痛みが増強したり持続したりするようであれば，X線撮影を行うこと，状況によって整形外科へ紹介することを説明した．疼痛はそれほど強くない様子であったので，肩をあまり使いすぎないよう指導し，希望のあった外用薬を処方した．

❓ここが知りたい
- 「肩峰下滑液包炎」「上腕二頭筋長頭腱腱鞘炎」「腱板断裂」「石灰性腱板炎」「肩峰下インピジメント症候群」とそれぞれ診断するために，一般臨床医でも可能な診察のポイントを教えてください❹．
- 明らかに頸椎疾患が疑われなければfrozen shoulderと仮に診断して経過をみることも多いのが現状です．そのような場合に，経過中に整形外科へコンサルトするべき状況，患者への指導法について教えてください❺．
- 肩峰下滑液包内／肩関節内への注射の適応について教えてください．また行う際のコツはありますか？❻

専門医のアドバイス

■ 症例への対応

　肩の使い過ぎによる肩関節周囲炎と考えて適度の安静と外用消炎鎮痛薬の処方で経過観察する．安静時痛，夜間痛が増強する場合は内服の消炎鎮痛薬，関節注射を考慮する．

■ 一般的な対応 ■

【診察のポイント】

- 高齢者の肩関節周辺の疼痛の場合，まず頸椎由来か，肩関節由来かそれとも"非特異的疼痛"ともいえるいわゆる"肩こり"との鑑別が必要である．おおまかに肩関節の痛みでは三角筋に，頸椎では僧帽筋付近の痛みが多い（ブラジャーの紐の外側と内側と考えるとよい）．
- **いわゆる五十肩＝肩関節周囲炎＝肩峰下滑液包炎**：肩関節を構成する骨，軟骨，靱帯や腱などが劣化して肩関節の周囲の組織に炎症が起きることが主な原因．肩峰下滑液包や関節包が癒着するとさらに動きが悪くなる（拘縮またはfrozen shoulder）❹．
- Frozen shoulder：五十肩は自然改善することも多く，疼痛に対するNSAIDsやヒアルロン酸関節内注射，リハビリなどで経過観察して差し支えない．
- **上腕二頭筋長頭腱腱鞘炎**：肩関節の酷使後に急性に起こる．肘を伸展位にしたまま前方挙上して抵抗を加えると肩関節前方の結節間溝に圧痛が生じる．肩を受動的に挙上して肩峰下に疼痛があれば**インピンジメント症候群**の可能性が高い❹．インピンジが進行すると外傷機転がなくても腱板断裂を起こすことがある．
- **腱板断裂**：患者は患肢を健側の腕で持ち上げないと肩の高さまで挙げられない，と訴えることが多い❹．診断確定にはMRIが必要．
- **石灰沈着性腱板炎**：急激な肩関節痛，夜間痛で発症する．X線で腱板に石灰化を認める❹．圧痛部位へのステロイド注射で改善する．

【肩関節注射のコツ】

- **肩峰下滑液包内注射**：インピンジの疼痛が強い場合ステロイド，リドカイン（キシロカイン®），ヒアルロン酸を肩峰下に注入する．肩の力を抜いてリラックスした状態で穿刺する❹．関節注射に伴う感染には十分な注意が必要である．

■ コンサルテーション・紹介のタイミング ■

- 夜間痛，安静時痛が強い場合，6カ月を超えても疼痛がおさまらない場合，可動域制限が強い場合，腱板断裂が疑われる場合は整形外科専門医へコンサルトする❺．

[参考文献]

1) 「在宅整形が得意技になる本」(飯島 治/著)，南山堂，2013

キモの一言　肩峰下滑液包内注射はできればマスターして肩関節疼痛緩和に役立てよう

第4章 整形外科的問題

6. 手にがんができた？

ばね指・ガングリオン

> **症例** 85歳の女性．最近右手の曲げ伸ばしがしづらいので，よく手をみてみたところ，中指の付け根に触れるものがあることに気がついた．診療所を受診した際に「がんではないかと心配だ」と担当医に相談した．
> 既往歴：高血圧，内服薬：降圧薬

一般臨床医のアプローチ

■ 考えたこと
患者が指差す部分は腱の部分であり，ばね指を疑った．

■ 行ったこと
診察したところ患者が訴えている"触れるもの"はMP関節掌側の腱鞘に相当する部分であり，中指を伸展・屈曲させると同部位付近にひっかかりを触れ，ばね指と考えた．ただし，腱鞘にできたガングリオンの可能性も否定できなかったため，ペンライトを押し当てて，再度診察したが，同部位が光ることはなかったので，ガングリオンの可能性は低いと考えた．

患者には，ばね指が考えられること，患者の心配するようながんの可能性は低いことを説明した．そのうえで，疼痛はほとんどなかったため，握るなどの動作をあまり行わないように指導した．さらに，今後痛みが出てきた場合，日常生活に支障が出てきた場合には，整形外科を紹介する旨を説明した．

❓ ここが知りたい
- ばね指やガングリオンの診断のポイントを教えてください🅐．
- 外来フォローのポイント，特に整形外科受診を勧めた方がいい場合を教えてください🅑．
- ばね指ではどのような生活指導が必要でしょうか？🅒
- 「自然によくなりますか？」と聞かれた場合，整形外科の専門医はどのように答えていらっしゃいますか？🅓

専門医のアドバイス

■ 症例への対応

　手掌のMP関節に圧痛があり指の屈伸でひっかかる場合はばね指である🅐．屈筋腱がここで肥厚しA1プーリーといわれる靱帯性腱鞘にひっかかり狭窄性腱鞘炎を起こすためである．指先に力を入れるような作業で起こることが多い．指先に力を入れるのを避ければ自然治癒することもある🅒．局所麻酔薬入りステロイド注入で軽快することも多いが難治性なら手術（A1プーリー切除）を勧める🅑．

　ガングリオンの好発部は手背の橈骨遠位の舟状骨と月状骨の間である．懐中電灯を押し当てるとボーと光る．エコーを当てれば低エコーに映るので簡単に診断できる🅐．

　小さなガングリオンがMP関節付近にできることもありsesamoid ganglion（種子状ガングリオン）といわれる．

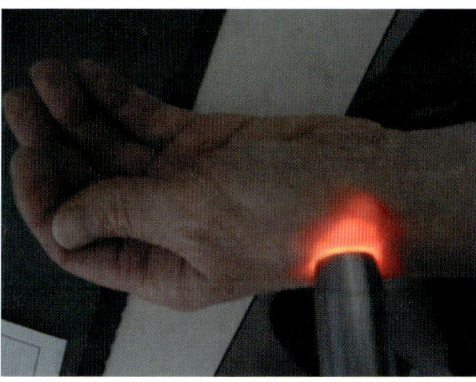

図　ガングリオン
懐中電灯で光をあてるとボーと光る

■ 一般的な対応

- ばね指はMP関節掌側に圧痛があり腱肥厚による腫瘤を触れること，指の屈伸でひっかかることから診断する🅐．エコーでA1プーリー（靱帯性腱鞘）の肥厚やひっかかりを直接証明することもできる．
- 「自然によくなりますか？」との質問には指の使用を控えれば治ることもあることなどをお伝えする🅓．

■ コンサルテーション・紹介のタイミング

- ばね指でひっかかり疼痛を生ずる場合やADLに支障を生ずる場合は手術が勧められるため，整形外科に紹介する🅑．

キモの一言　ばね指はMP関節掌側の圧痛，腫瘤触知，指屈伸でのひっかかりで診断．ガングリオンは手関節背側，舟状骨と月状骨の間が好発部

第4章　整形外科的問題

第4章 整形外科的問題

7. 足をひねった

足関節捻挫

> **症例** 70歳の女性．夕食の買い出しの帰りに，階段を踏み外しそうになり，左足をひねってしまったと診療所を受診した．患者は左足首の痛みを訴えてはいるが，歩いて診察室に入ってきた．
> 既往歴：逆流性食道炎，慢性胃炎

一般臨床医のアプローチ

■ 考えたこと

受傷機転と視診上の所見（腓骨の遠位部に腫脹・皮下出血を認めた）から足関節の捻挫が疑われるが，X線撮影が必要か判断しなければならないと考えた．

■ 行ったこと

まず，末梢循環不全を疑う所見はないことを確認した．次に，オタワ足関節ルール（表）に沿って診察を行ったが，該当する項目はなく，X線撮影は不要と判断した．さらに丁寧に診察したところ，最強圧痛部位は外果の2～3 cm前方であることが確認できたため，まずは経過観察可能と判断した．ただし，剥離骨折も含めた骨折を完全には否定できなかったので，ソフトシーネと弾性包帯を用いた固定・圧迫を行うこととした．

鎮痛薬を処方し，患者にもRICE（Rest：安静，Icing：冷却，Compression：圧迫，Elevation：挙上）が重要であると説明し，枕などで足を高くあげ，冷やすように指導した．

そのうえで，明日再度受診してもらうこととし，「改めて診察を行い，必要があれば整形外科へ紹介する」と説明した．

表　オタワ足関節ルール

1) 足関節X線（正面・側面）は，以下のいずれかがあれば撮影する
   - ①外果遠位端より6 cmまでの後方に圧痛がある場合
   - ②内果遠位端より6 cmまでの後方に圧痛がある場合
   - ③受傷直後・診察室で患肢に4歩以上の荷重ができない場合

2) 足部X線（正面・斜位）は，以下のいずれかがあれば撮影する
   - ①第5中足骨基節部に圧痛がある場合
   - ②舟状骨に圧痛がある場合
   - ③受傷直後・診察室で患肢に4歩以上の荷重ができない場合

❓ ここが知りたい

- 直ちに整形外科受診を勧めるべき症例はどのような症例でしょうか❶．
- このような症例において見逃しやすい点または注意すべき点を教えてください❷．
- どのような場合にストレス撮影が必要なのでしょうか❸．

専門医のアドバイス

■ 症例への対応

　自分の足関節の内果と外果の位置を自分で触診していただきたい．外果先端は内果先端よりも下にある．このため，捻挫は内がえし（内反）になりやすく足関節外側の靭帯に緊張がかかり外側の靭帯が切れやすい．損傷部分は次の4カ所にほぼ限られる（図）．

　①前距腓靭帯，②踵腓靭帯，③第5中足骨基部（骨折），④二分靭帯

　特に①，②の損傷で，足関節の不安定性を起こしやすいのでストレス撮影を行う❻．すなわち足を内反してAP像を撮り距骨上面の傾斜が6度以上であればギプス固定や手術も考える．①，②，③に圧痛がある場合は，整形外科に相談した方がよい❹．

　④の圧痛であれば相談不要．ただし④の圧痛であっても腫脹がひどい場合，立方骨骨折（くるみ割り骨折，nut cracker fracture）や踵骨前方突起骨折のことがある❸．

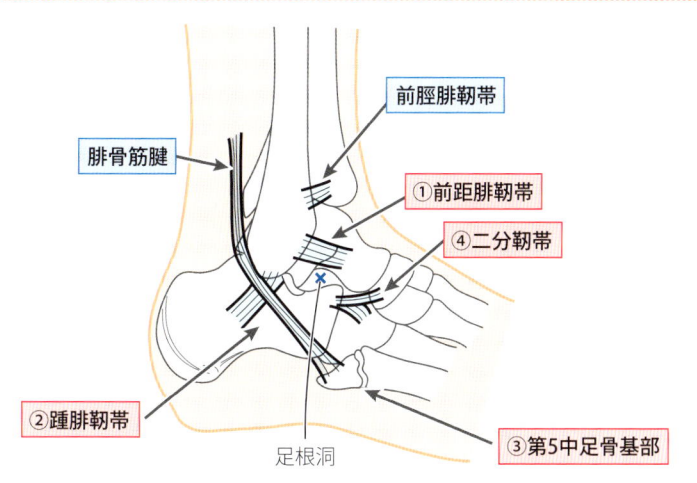

図　足関節靭帯損傷の好発部

■ 一般的な対応・コンサルテーション・紹介のタイミング

- 足関節X線の適応決定にはオタワ足関節ルールがある（表）．
- X線で内果や外果骨折がないか確認する．骨折がなくて上記の①，②に圧痛がある場合，ストレス撮影を行い距骨傾斜角度6度以上あればギプス，手術を考慮．③もギプス，手術を考慮するため，整形外科にコンサルトする．④の圧痛なら相談しなくてよい．
- ただし④の圧痛でも立方骨骨折，踵骨前方突起骨折を見逃さない．

キモの一言　上記4カ所（前距腓靭帯，踵腓靭帯，第5中足骨基部，二分靭帯）の圧痛に注意！

第4章 整形外科的問題

8. 骨粗鬆症が心配

骨粗鬆症のフォロー

症例 71歳の女性．友人が骨粗鬆症検診で要指導になったという話を聞いて，自分も骨粗鬆症なのではないかと心配になったため，検査や薬の相談をしようと思い診療所を受診した．
既往歴：腰痛症，脂質異常症

一般臨床医のアプローチ

■考えたこと
閉経後の女性で亀背もあるため，骨粗鬆症の可能性は十分にあり，詳細な病歴聴取で骨折リスクの評価を行う必要があると考えた．一方で，骨密度測定のためのDEXA（dual energy X-ray absorptiometry）も必要と考えたが，診療所では検査できないため，この点に関しては今後検討することとした．

■行ったこと
75歳未満であるため骨折リスク評価ツール（FRAX®）[1]に用いられる危険因子（表）をもとに評価したところ，FRAX®による今後10年間の骨粗鬆症骨折リスクは15％以上であった．そこで，改めて腰痛症について確認すると，以前他院で腰椎の圧迫骨折を指摘されたとの話であった．DEXAが施行できず骨密度は不明であったが，脆弱性骨折ありと判断し，薬物療法を開始することとした．認知症はなく詳細な内服指導も可能であったので，ビスフォスフォネート（BIS）と活性型ビタミンD製剤で治療開始した．ただし，亀背のある患者であるため胃腸症状が出現し内服継続が困難となる可能性は考えられたので，その場合にはSERM（選択的エストロゲン受容体モジュレーター）に変更することとし，その旨を説明した．あわせて，転倒予防の介入および食事指導，運動指導を開始することとした．

表　FRAX® に用いられる危険因子

年齢，性別	関節リウマチ
身長，体重	アルコール摂取
両親の大腿骨近位部骨折歴	続発性骨粗鬆症
現在の喫煙	骨密度
ステロイド	

❓ここが知りたい
- 高齢者で，病歴・姿勢などから特に骨粗鬆症が疑われるのは，どのような場合でしょうか？ **Ⓐ**
- 骨密度の測定ができない場合や脆弱骨折の有無がはっきりしない場合の薬剤開始基準について教えてください．特に男性の場合や，FRAX®での評価が行えない75歳以上の女性の場合，いかがでしょうか？ **Ⓑ**
- ビスフォスフォネートの長期投与と骨折，休薬の必要性について教えてください **Ⓒ**

専門医のアドバイス

■ 症例への対応

　X線にて脊椎圧迫骨折の状態，海綿骨骨梁構造の変化を確認したい．また最近の転倒歴などもチェックする．ビスフォスフォネート（BIS）の胃腸障害に対しては週1回のゼリー製剤，月1回製剤，あるいは点滴，静注製剤の使用も可能である（投与開始時には稀ではあるがインフルエンザ様の急性期反応に注意する）．もちろん腹筋，背筋トレーニングや転倒予防も大切である．

■ 一般的な対応

- 閉経後女性および50歳以上の男性に大腿骨近位部骨折，あるいは椎体圧迫骨折など脆弱性骨折を認めた場合には（骨密度測定できなくても）骨粗鬆症と診断して治療を開始する❸．また脆弱性骨折がなくても，やせ（BMI低値），円背変形，腰背部痛，3cm以上の身長低下，肋骨－腸骨距離の短縮（通常は4横指以上，2横指以下で脊椎圧迫骨折による円背変形，あるいは踵－臀部－背部と壁に付けて立ったときに後頭部が壁につかない）があれば骨粗鬆症の確率は高い❹．できれば一度は骨密度測定をしたいが，困難ならならFRAX®で評価し，骨折リスク15%以上なら治療開始．

- FRAX®はより骨質を反映する可能性があることから骨密度測定値よりも優先して採用される．関節リウマチ，糖尿病，CKD，COPD，認知症などは続発性骨粗鬆症の危険因子である．またBIS開始の場合は歯科治療への配慮も必要である[2]．PTH（副甲状腺ホルモン）製剤・テリパラチドの費用対効果は今後の課題である．

- BISの長期投与による非定型大腿骨骨折の可能性が報告されているが，発生頻度は低く，BISの投与期間に関してのコンセンサスは得られていない．5年ぐらいで再評価は必要だが，既存骨折があり骨密度が低い場合は継続してさしつかえない❻．

■ コンサルテーション・紹介のタイミング

- やせていて円背変形がある，腰痛や膝関節痛，転倒歴がある，いわゆる"ロコモティブシンドローム"，またステロイド使用など二次性の骨粗鬆症が疑われる場合は骨粗鬆症を専門とする整形外科医へ紹介する．

[参考文献]

1) FRAX® WHO骨折リスク評価ツール
（http://www.shef.ac.uk/FRAX/tool.jsp?lang=jp）
2) 「ビスフォスフォネート関連顎骨壊死に対するポジションペーパー（改訂追補2012年版）」ビスフォスフォネート関連顎骨壊死検討委員会，2012
（http://jsbmr.umin.jp/guide/pdf/bronjpositionpaper2012.pdf）
3) 「わかる！できる！骨粗鬆症リエゾンサービス」（中村利孝/監，萩野浩，他/編），医薬ジャーナル社，2013

キモの一言　「最初の骨折を最後の骨折に」するために骨粗鬆症治療を

第4章 整形外科的問題

9. 腰の痛みが続く

慢性の腰痛

症例 78歳の男性．「腰が痛いので，薬を処方してもらいたい」と，診療所を受診した．話を聞くと，腰痛は2カ月前からで，起きあがったり，立ちあがったりしたときに特に痛むとの話であった．腰痛はあるが，散歩はいつも通りできている．最近の転倒はなく，骨折を指摘されたこともない．食思不振や体重減少もなく，発熱もない．
既往歴：COPD

一般臨床医のアプローチ

■考えたこと

1カ月以上続く慢性の腰痛であり，さまざまな疾患の可能性があると考えた．まず，病歴上間欠性跛行がなかったことから，腰部脊柱管狭窄症の可能性は低いように思われた．また，高齢ではあるが，がんの既往や体重減少はなく，夜間の安静時痛もないため，悪性腫瘍の検索を現時点ですぐに行う必要はないと考えた．そのうえで，神経症状の有無は重要なので，注意深く診察することとした．

■行ったこと

改めて詳細に問診を行い，しびれなどの神経症状はなく，排尿障害や便秘もないことを確認した．続いて，診察を行ったが発熱や脊椎の叩打痛，感染徴候は認めなかった．SLRT※をはじめとする神経診察でも，特に異常はなかった．筋筋膜性腰痛の可能性を考え，まずは対症療法で経過観察することとした．ただし，高齢で，COPDの患者でもあるため，注意深く経過を追う必要があると考え，2週から1カ月後をめどに再度受診するよう指示した．

※SLRT（下肢伸展挙上テスト）：仰臥位になった患者の足を，膝伸展位で踵を挙上していき，臀部から下肢まで放散する痛みが誘発されるかをみる．

❓ここが知りたい

- 筋筋膜性腰痛でのトリガーポイント注射※の適応について教えてください❶．
- 非薬物療法（電気療法のような物理療法・装具療法・運動療法）についてどのように説明・指導されていますか？❷

※トリガーポイント：筋組織に索状硬結を触れ，その硬結上に限局した圧痛点にリドカイン（キシロカイン®），ステロイドを注射する．

専門医のアドバイス

■ 症例への対応

　現状では脊椎転移がん、化膿性脊椎炎、椎間板ヘルニアおよび内臓疾患などを疑わせる red flag sign がなく、いわゆる"非特異的腰痛"と考えられるケース。ただ高齢であることから腰痛の原因に関して注意深い経過観察は必要である。高齢者では根症状があってもSLRT（下肢伸展挙上テスト）は陽性にならないことが多い（神経根が弛緩しているため？）。男性ではあるが、COPD、おそらく喫煙といった危険因子があるので骨粗鬆症による脊椎圧迫骨折、あるいは変性すべり症の可能性もあり、脊椎のX線を一度は評価したい。もちろん他の内科的疾患の鑑別も行う。

■ 一般的な対応

- 高齢者の非特異的腰痛に対する対応は通常NSAIDsや筋緊張緩和薬、外用薬などとなるが、長期にわたり副作用を起こさないように注意が必要である。「腰痛が悪化して歩けなくなり、寝たきりになってしまう。独居だし、どうしよう」、あるいは「家族に迷惑をかけてしまう」、といった介護や今後の生活状況に関連した心理社会的な要因にも留意する必要がある。腰痛によって日常生活の維持が困難であれば介護保険の利用でヘルパー派遣やデイサービスの利用なども可能と説明して支援したい。
- リハビリ、ストレッチや歩行など適度な運動で改善すると説明することで希望をもってもらうことも必要である。電気療法、腰椎牽引などはエビデンスは乏しいがとりあえずの腰痛緩和効果はある。急性の非特異的腰痛にはコルセット固定も有効である。長期使用での筋力低下は心配ないが、腹筋、背筋を鍛えてコルセット代わりに腰を支えられればコルセットは次第に不要になると説明する❶。
- トリガーポイント注射は急性腰痛には一時的には有効で、希望すればキシロカイン®、ステロイドを圧痛点に注射する❷。

■ コンサルテーション・紹介のタイミング

- 進行性の夜間痛・発熱・体重減少・悪性腫瘍の病歴などred flag signがあれば整形外科医専門医へコンサルトする。

［参考文献］
1）「腰痛 クリニカルプラクティス整形外科臨床パサージュ1」（山下敏彦/編）、中山書店、2010

キモの一言　"非特異的腰痛"は生活状況を含めた社会心理的サポートが必要

第4章 整形外科的問題

10. 手を骨折したかもしれないのでソフトシーネを巻く

Colles骨折

症例 82歳の女性．公園で散歩をしていた際に段差でつまずき，とっさに手をついた．その後から手首のあたりが痛く，腫れてきたので，帰り道にある診療所を受診した．
既往歴：メニエル病，高血圧

一般臨床医のアプローチ

■考えたこと

橈骨遠位部付近の疼痛を訴えており，同部位の腫脹・圧痛を認めた．放射線設備のない診療所であるためX線での確認はできなかったが，「手をついて受傷した」という受傷機転から橈骨遠位端骨折（Colles骨折）を疑った．四肢末梢の循環障害・知覚障害はなかったため，家族と一緒に近隣の整形外科を受診するよう指示した．ただし，家族の都合で整形外科受診までに時間がかかるとの話であったため，副子固定が必要と考えた．

■行ったこと

手首の幅にあったソフトシーネ，包帯，テープを準備した．手関節が固定できるような長さにソフトシーネの長さを調節し，良肢位になるようにシーネを曲げ，包帯で固定した．このとき，指先の循環状態が確認できるように指先は出した．

患肢は挙上しておくこと，痛みの増強やしびれ，麻痺，循環障害が出現するようであれば直ちに整形外科を受診すること，遅くとも明日には整形外科を必ず受診することを指示した．

❓ここが知りたい
- 特に骨折を疑わせる所見にはどのような所見があるでしょうか？ Ⓐ
- 直ちに整形外科を受診した方がいい場合はどんな場合でしょうか？ Ⓑ
- シーネ固定の際に気をつけることはどんなことでしょうか？ Ⓒ
- ソフトシーネがない場合の代替案を教えてください Ⓓ．

専門医のアドバイス

症例への対応

　Colles骨折は手をついて橈骨遠位骨片が手背側に転位するため，図のような変形を生ずる❶．掌側のカーブに注意されたい．正常では決してこのようなカーブはない．自分の手首とよく見比べていただきたい．手背側より掌側の方がはっきりわかる．指をフォークの刃と考えると丁度フォークをひっくり返したような形になるためフォーク状変形といわれる．このカーブがあったらColles骨折と断定してよい．整復は可能なら早期に行った方がよいが無理ならシーネ固定して翌日整形外科コンサルトでもよい．

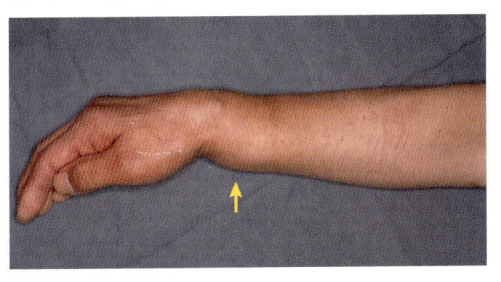

図　Colles骨折のフォーク状変形

一般的な対応

- 骨折部に局所麻酔したうえで透視下に整復（遠位に牽引し掌屈，尺屈する）し当日はシーネ固定（sugar tong splintなど）とする．腫脹して循環障害を起こすかもしれないからである．1, 2日後にギプス固定に変更する．ときに正中神経障害を起こすことがある．
- シーネ固定の際に気をつけること：固定による圧迫が強い場合，自分でゆるめることができるようにする❸．
- ソフトシーネが手元にないときの代替案：ダンボールを切って使用してもよい．あるいは週刊誌を丸めて使ってもよい❹．

コンサルテーション・紹介のタイミング

- 開放性骨折は即座の紹介が必要である❷．閉鎖性骨折は可能なら整復してシーネ固定，翌日整形外科に紹介する．整復に自信がなければそのままでシーネ固定する．

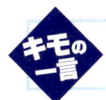

キモの一言　上の写真の変形をよく覚えておこう．掌側のカーブがあったらColles骨折！

第4章 整形外科的問題

11. 膝が痛いので注射をしてほしい

変形性膝関節症

症例　77歳の女性．数年前から立ち上がったり，長時間歩いたりした際に膝の痛みを感じており，市販の湿布薬を使用していた．最近では痛みが強くなり，正座もできない状態になった．法事の際にその様子をみた親戚から「整形外科に行って膝に注射をしてもらったら？」と助言を受けた．まずはかかりつけの医師に相談しようと思い，診療所を受診した．
既往歴：脂質異常症，糖尿病

一般臨床医のアプローチ

■ 考えたこと

足はO脚に変形しており，膝関節の内側に圧痛があった．膝蓋骨跳動はあるが，熱感や発赤もないため，変形性膝関節症と考えた．ただし，関節内注射については，糖尿病の治療中でもあるため，慎重に検討する必要があると考えた．

■ 行ったこと

変形性膝関節症と考えられることを説明した．まず，この患者は肥満体型であったため，減量が必要であることを説明し，改めて食事療法について指導した．また，歩行時には杖を使うといった生活習慣について助言し，大腿四頭筋訓練※の指導も行った．

※**大腿四頭筋訓練**（図）：①膝の下にタオルを入れて，足を伸ばして床に座る．②膝の下のタオルを5秒間程度，膝関節で押し付ける．
椅子に座って行う場合：①片方の脚を水平に伸ばす．②足首は曲げないように，5秒間程度膝関節を伸ばす．

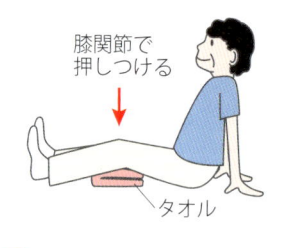

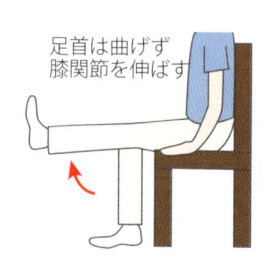

図　大腿四頭筋訓練

❓ ここが知りたい

- ヒアルロン酸注射が特に有効な症例はどのような症例でしょうか？Ⓐ
- 膝関節注射を上手に行うポイントを教えてください Ⓑ．
- 変形性膝関節症の手術の手術適応について教えてください Ⓒ．

専門医のアドバイス

■ 症例への対応

　立ち上がり時の膝内側の痛みが典型的な変形性膝関節症のケース．稀ではあるが化膿性関節炎，高齢発症関節リウマチ，偽痛風に注意したい．減量や大腿四頭筋訓練を指導する．サポーターも多少は歩行の改善に役立つ可能性がある．

■ 一般的な対応

　できれば立位での単純X線で内側関節裂隙の狭小化を確認し，関節水腫がある場合は穿刺液の細菌培養，ピロリン酸Caのチェックを．

- **ヒアルロン酸（HA）関節内注射の効果**：HA関注が有効なのは比較的軟骨の破壊が強度ではない早期で，すでに軟骨が消失した末期では効果は少ない🅐．抗炎症作用，潤滑促進作用，軟骨栄養補給の効果がある．"きしむ蝶番に油を差す"感覚での維持療法もある程度有効である．HA関注を行う場合には感染にくれぐれも注意する．HAのディスポ製剤とキシロカイン®やステロイドを混注する際は特に減菌操作に注意する．関節水腫のために疼痛や可動域制限がある場合は穿刺排液してから関注したほうが効果的である．「膝の水を抜くとクセになる」という都市伝説をきちんと否定説明しておく．
- **膝関節注射**：膝の下に枕などを挿んで10～20度の軽度屈曲位で患者をリラックスさせていかに大腿四頭筋の力を抜いてもらうかが，ポイントである🅑．
- なお，よく宣伝されているグルコサミン，コンドロイチン製剤の経口摂取は無効．ヒアルロン酸は高分子であり吸収に際して加水分解されるため経口・経皮で使用してもそのまま関節軟骨に移行するとは医学的には考えられない．

■ コンサルテーション・紹介のタイミング

- 関注ができない場合，保存療法でも疼痛が改善しない場合は整形外科にコンサルトする．
- **手術療法（人工関節）**：膝内側の疼痛が強く軟骨破壊が進んで保存療法に抵抗性の場合，外出など活動性が高く希望する場合，手術の適応となる🅒．筋力低下が進んでしまうと術後のリハビリに苦労することが多い．「人工関節を動かすのはあなたの筋肉，モーター付きの人工関節は今のところないのである程度筋力があるうちに手術を」と説明する．

[参考文献]

1）「膝の痛み クリニカルプラクティス整形外科臨床パサージュ2」（宗田 大/編），中山書店，2010

キモの一言　減量と大腿四頭筋訓練が大切，TV見ていてCMになったら膝を伸ばそう！

第5章 耳鼻咽喉科的問題

1. 歩くとフラフラする

慢性の非回転性めまい感

症例

72歳女性．高血圧の既往があり診療所へ通院中である．数年前から「歩くとふらふらする」という訴えがあり歩行時に頭がふらつくという．非回転性で明らかな難聴・耳鳴りはなく，うつ症状・不眠もない．本人の希望もあり，総合病院へ紹介し頭部MRI・MRAを施行したところ異常なしという結果であった．症状は続いている．

一般臨床医のアプローチ

■ 考えたこと

当初は椎骨脳底動脈系の異常，椎骨脳底動脈血流不全のような病態を除外する必要性を考えたが，画像上も否定的と考えた．メンタル的な要素も少ないと考えている．

降圧薬の影響によるふらつきや，起立性低血圧は除外するべきと考えた．蝸牛症状にも乏しく，耳鼻科で診てもらうか否かは，悩ましいところであった．

■ 行ったこと

身体所見上は起立性低血圧を認めず，降圧薬の調整でも症状の変化は認められなかった．

❓ ここが知りたい

- 高齢者で，ふらつきを訴えるが頭部の画像で明らかな異常所見がない方は，かなりいる印象ですが，何らかの平衡障害があるのでしょうか．耳鼻科でのアプローチには，どのようなものがありますでしょうか❶．
- 本人は困っている方も多い印象ですが，対処法はありますでしょうか❷．
- 漢方薬が有効なのは，どのような場合でしょうか？❸

専門医のアドバイス

症例への対応

いわゆる,「めまい症」が考えられる.

まずは対症療法が中心となる.めまいがつらいときは,眠気の副作用に注意して抗めまい薬（メリスロン®,セファドール® など）を使用する.

軽いめまいが続く場合に漢方薬治療は有効である.新陳代謝が低下して体力虚弱な人の諸症状などに用いられる真武湯は第一選択と考える❸.不安が強ければ苓桂朮甘湯,冷えや胃腸が弱ければ半夏白朮天麻湯,血圧が高めなら釣藤散なども有効である.一般薬との併用も可能である.2週間程度持続服用し,効果を判断する.

■ 一般的な対応 ■

- 内科的な原因によるめまいが除外されたうえで行う耳鼻科的なアプローチは,問診では蝸牛症状の有無,前庭症状と他の症状との関連性を中心に質問し,検査では鼓膜所見の確認,純音聴力検査,簡易平衡機能検査などを行う.ただし,40歳代から末梢,中枢とも平衡機能低下がはじまるといわれ,検査の際,特に70歳以上の方では陽性所見が多くなることが多く,診断に注意する❹.それらの結果から,良性発作性めまい,メニエール氏病,外リンパ瘻,前庭神経炎,めまいを伴う突発性難聴,内耳炎,慢性中耳炎などを鑑別診断する.そのうえで残ったものを「めまい症」と考える.
- 一般的な治療に加え,近年,めまい治療の一環で平衡機能を向上させる平衡機能トレーニングも注目されている.非特異的理学療法として,簡単なものには頭位変換運動や眼球を動かし注視をくり返す運動などがある❺.高齢者でも自身で可能な簡便な手技である.

■ コンサルテーション・紹介のタイミング ■

- 平衡障害に蝸牛症状が加わった場合は,末梢前庭機能障害が疑われるので,耳鼻科に紹介する.また,前述の理学療法を考慮する場合,入院のうえ,理学療法をしっかり指導する施設もある.耳鼻科に確認のうえ,ご相談いただきたい.

> **キモの一言** 副作用が少なく,比較的安心して処方できる漢方薬は高齢者の強い見方

第5章 耳鼻咽喉科的問題

2. 家族から難聴といわれているが，本人は補聴器を希望しない

難聴への対応

症例 82歳の男性．高血圧で通院中．認知機能は保たれているが数年前から難聴があり，最近は外来でのやりとりにも医師の話を聞き返すことが多い．あるときご家族から補聴器の適応について相談された．本人は「会話には困っていない，テレビの音はアナウンサーの声はよく聞こえるが，ドラマなどはあまり聞こえない」という．家族によれば，テレビの音はかなり大きいようで，会話は何とか通じるが，不意に声をかけられるなど本人が予測していないことは聞こえていないという．

一般臨床医のアプローチ

■考えたこと

老人性難聴と考えた．医師としては**補聴器**の使用を試してもよいと考えたが，本人のニーズがないと使用は難しいとは考えた．

■行ったこと

耳鏡での診察では耳垢栓塞を認めなかった．本人へは，「補聴器を使用すれば生活が便利になる可能性があり，試してみたらどうか」と説明した．ご家族へは，「ご家族のおっしゃる通り医師としても補聴器の適応があると考えるが，あくまで使用する本人の気持ちを尊重せねばならない」旨を説明した．

❓ここが知りたい

- 患者本人へ**補聴器**のメリットをどのように説明すればいいでしょうか❹．
- 耳鼻科を受診させる意義はあるでしょうか．あるいは，補聴器を扱う店へ直接相談してもらうことと違いはありますでしょうか❺．

専門医のアドバイス

■ 症例への対応

　本人，家族いずれかに不便を感じなければ，補聴器は勧めない．家人が試したいと相談され，本人が納得しない場合は，補聴器のメリットとしてコミュニケーション障害改善と認知機能低下予防を説明する．補聴器使用で本人は聞き返しが減り会話がスムーズに，周囲の方も会話に手間取ることが少なくなり，コミュニケーションが良好となる．その結果，認知機能低下の予防にもなる．また，認知機能低下が進むほど，本人に合った補聴器の適合が難しくなる．認知機能低下を防ぐ観点からはなるべく早く使用開始すべきであることも説明する A．

■ 一般的な対応

- 補聴器使用を考慮したら，その有効性を判断し，補聴器適合を行うためにも速やかに耳鼻科へ紹介すべきである．
- なお，テレビの音が大きく，周囲への影響がある場合の対策としてはイヤホンやヘッドホンの使用は効果的である．最近では比較的安価なワイヤレスヘッドホンもあり，行動も比較的自由なうえ，音質もよい点からお勧めである．
- 近年高齢者の人工内耳手術も注目されている．従来，高度難聴で，語音明瞭度（言葉の聞き取りの能力）も高度に低下している場合は，補聴器使用は難しく諦めていた．そのような高齢者でも人工内耳手術が聴力改善に有用な症例がある．ただし，現在日本でこの手術が可能な施設は限られている．

■ コンサルテーション・紹介のタイミング

- 補聴器使用を考慮し，患者サイドから希望された時点で紹介する．耳鼻科では外耳，鼓膜の異常の有無，耳垢，外耳道狭窄，鼓膜穿孔（慢性中耳炎）などを確認する．耳垢があれば除去する．併せて純音聴力検査を施行し，本人との会話能力と併せてある程度，補聴器が本人に有効か無効かの判断を行う．そのうえで，補聴器専門店と相談し，補聴器適合をする B．

キモの一言　補聴器を考えたら，まず耳鼻科へ紹介を！

第5章 耳鼻咽喉科的問題

3. 何年も耳掻きをしていません

耳垢栓塞

症例
88歳女性．軽い認知症があるが身の回りのことはある程度行っている．外来受診の際に耳が遠いという話が家族からあり，医師は耳鏡で鼓膜の観察を行ったところ，両耳の鼓膜に多くの耳垢が認められた．耳掻きで切除を試みたが，非常に硬く切除は困難であった．介護保険によるサービスは利用しておらず何年も耳掻きをしていないという．

一般臨床医のアプローチ

■考えたこと
長年，**耳掻きをしていない**影響で，**耳垢**が硬くなっていることが考えられた．まず柔らかくして，やれる範囲で切除を試みようと考えた．

■行ったこと
生理食塩水を5 mLのシリンジに入れ耳垢から注入した．しかし本人がびっくりして，あまり注入できなかった．

❓ここが知りたい
- 耳垢が硬い場合，一般臨床医が生理食塩水などを注入することは適切でしょうか．その際の注意点などがあればご教授ください❹．もし適応がある場合，テイネイ水（耳垢水）などは手に入り難いですが，何をどの位の温度で注入することが現実的でしょうか❺．また，今回は生食を注入する協力を得られませんでした．認知機能低下のある高齢者に協力してもらうには，どうしたらいいでしょうか❻．
- 一般臨床医が**耳垢の切除**をする場合，耳垢鉗子などがないことも多い現状ですが，やはり購入しておいた方がよいでしょうか．それ以外に，代わりになる器具，購入しておくべき器具はありますでしょうか❼．
- 綿棒で耳掻きをすると耳垢栓塞を助長すると聞いたことがありますが，患者へ綿棒使用は勧めない方がいいでしょうか❽．

専門医のアドバイス

■ 症例への対応

　耳鼻科医に依頼が難しい場合は，テイネイ水〔炭酸水素ナトリウム（重曹）4 g，グリセリン20 mL，蒸留水60 mLを混合〕を利用する❸．使用法は点耳薬用のビンに小分けして渡し，毎日家庭で1日2回耳浴する．耳浴は患耳を上にして，軽く温めてから4～5滴点耳し5分程度待ち，その後，患耳を下にして出てきた液を拭き取る．3～5日後に受診して頂き，綿棒を用いてゆっくり耳垢を拭い取る．耳鏡で確認し，取りきれない場合は，再度家庭で耳浴を行い，次の受診時では綿棒処置に加えて，耳洗浄を行う．耳洗浄は18Gのサーフロー®針外筒を20 ccシリンジ（できればロック式）に装着し，体温近くに温めた水道水，あるいは蒸留水を用い洗浄する．耳垢が柔らかくなっているので耳洗浄が刺激少なく行える．その後はきれいになるまで，耳浴処置＋耳洗浄をくり返す．
　一般臨床医が器具を用意するより，上記の方法をお勧めする❹．

■ 一般的な対応 ■

- 一般的に外来で簡単にとれない複雑耳垢は耳鼻科医に除去依頼する．上記の対応は依頼不可能な場合のみ行う❶．
- 耳垢の自己管理として数日に1回風呂上がりに外耳道入口あたりを綿棒で軽くクリーニングすることを勧めている．耳垢は入り口近くで生じるためである．ある程度以上たまった状態では綿棒で耳垢を押し込むこととなる．指導した際に耳垢が少ないことが前提である❺．

■ コンサルテーション・紹介のタイミング ■

- 上記のように可能なら耳鼻科に紹介してほしい．耳鼻科では処置用顕微鏡を使用して拡大視野で，耳垢鉗子などの器具を使いなるべく外耳道に触らないようにして，安全に耳垢を取る．軽度認知症の方でも痛みなどが軽ければ協力していただける❸．
- さらに除去の難しい耳垢には同様の方法でテイネイ水を使用する．柔らかくなった耳垢を顕微鏡下，耳垢鉗子で除去，あるいは耳洗浄し吸引除去する．

キモの一言 耳垢は無理に器具を使わず，耳浴処置＋耳洗浄でゆっくり取り除く

第5章 耳鼻咽喉科的問題

4. 鼻血が出て止まらない

鼻出血

> **症例** 高血圧で定期通院中の70歳女性．ある日，右の鼻出血で来院された．特に誘因なく出始め，自宅で横になって安静にしていたが，鼻血が止まらないという．血で真っ赤に染まったティッシュを右鼻に詰めており，嘔気も訴えた．来院時の血圧は190/106 mmHgであった．

一般臨床医のアプローチ

■考えたこと
応急処置には圧迫が重要と考えた．嘔気は，鼻血が逆流して飲み込んでしまっている影響を懸念した．

■行ったこと
鼻にガーゼを詰め，鼻根部を押さえてもらった．血が逆流しないよう，座位で頭を前方に屈んだ姿勢を維持してもらった．

❓ ここが知りたい
- どのような姿勢で，どのように何分くらい圧迫させるべきでしょうか．冷やした方が止血しやすいでしょうか．また，止血目的のボスミン®ガーゼが耳鼻科以外で常備されていることは多くないと思われますが，即席でつくる場合の方法・濃度などをお教えください❹．
- **鼻出血**をくり返している場合は耳鼻科への紹介を考慮しております．初回の鼻出血では，何分間位，鼻出血が続けば難治性と判断し，耳鼻科への紹介を考慮すべきでしょうか❸．
- 鼻出血時の血圧上昇は鼻出血の原因なのか結果なのか，判断に迷うことも多い現状です．血圧が高いことのみで鼻出血がでることはあり得ますでしょうか❹．

専門医のアドバイス

■ 症例への対応

　鼻根部でなく，鼻翼を患者自身の手指にて鼻中隔方向へ圧迫する．座位で軽く頭部を前屈．呼吸法も重要で，ゆっくりと呼吸するように声をかけ，気分を落ち着かせる．のどに落ちた血液は吐き出す．咽頭を確認し，止血していれば10分後に圧迫解除．ガーゼをとり，代わりに綿球を2日程度入れておくように指示する．止血していなければ，ボスミン®コメガーゼ〔当院では2万倍ボスミン®希釈液（0.1％ボスミン®液1 mL，蒸留水20 mL）をコメガーゼ（2×10 cm）に浸したもの〕を用意する．ガーゼをボスミン®コメガーゼに交換し，同様に圧迫止血．5分後，咽頭を観察する❶．止血，あるいは少量出血なら，圧迫解除し，ガーゼはそのままで翌日受診を指示する．咽頭からの出血が流れ落ちるように続く場合は耳鼻科受診を勧める．

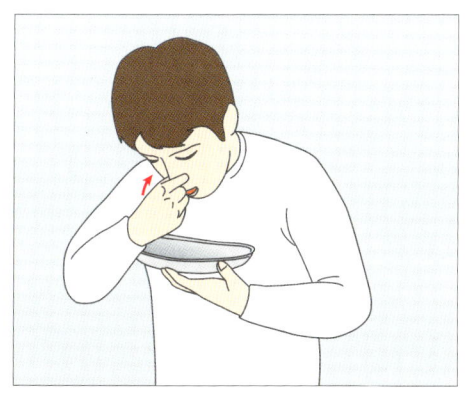

図　鼻出血の止血法
　→ の方向に圧迫する

■ 一般的な対応

- 鼻出血の多くは，何らかの原因で鼻中隔粘膜前方，鼻前庭血管が表在化し，刺激により血管が破綻することで起きる．一過性の血圧上昇は原因となり得るが，高血圧のみでは鼻出血は生じない❸．同部位からの出血は圧迫止血が原則である．緊急時にはティッシュペーパーでも有効である．まずは上記対応を行う．
- 鼻出血の予防対策も重要である．乾燥や寒気で鼻前庭部皮膚，粘膜はびらんや炎症を起こしやすくなり，鼻出血しやすくなる．対策として，同部に白色ワセリン（プロペト®など）塗布を指導する．米粒大の量を鼻内入口に塗り，皮膚粘膜を保湿保護する．

■ コンサルテーション・紹介のタイミング ■

- 上記のような処置をしても出血が止まらない場合は，出血部位が鼻腔内後上方や後方であることが多く，耳鼻科医への紹介が必要である❸．また，止血が容易でも頻回に鼻出血をくり返す場合，特に抗血栓薬を使用している患者は耳鼻科を紹介してほしい．耳鼻科ではより確実にガーゼパッキングなどを行う．止血困難例では粘膜焼灼術や血管結紮術を行うことも可能である．

> **キモの一言** 鼻出血の止血は十分な圧迫と呼吸法が大切！

Column 6

耳鼻咽喉科医から伝授する，耳の遠いお年寄りへの接し方

● 「先生の声ならわかるけど….」「NHKの男性アナウンサーならわかるけど….」

　高齢者の診察をするとき，よく聞くフレーズです．加齢による難聴は一般的には，両側性でほぼ左右同じ程度であり，低音の聴力は比較的良好であるのに対し，高音の聴力が落ちています．併せて言葉の聞き取りの力，言葉を理解する力も悪くなっており，うるさい環境や複数の人からの話しかけでその力はさらに悪化します．

　まず会話はなるべく低い声で行い，いつもよりゆっくり丁寧に話します．近づいて面と向かい顔を見て，自分の口を見せながら説明しましょう．それでも聞き返しが多いようなら，耳元に近づき語りかけましょう．診察室は騒音が少ないよう心がけます．周りでの会話を控え，音楽が流れていれば消し，静かな環境をつくります．

　補聴器を使用している方は，診察中もいつものように装着してもらいます．指向性のある箱形補聴器を使用されていれば，マイク部をこちらに向けてもらうと効果的です．ただし，補聴器がうまく使えていない方，補聴器を使用しても言葉の聞き取りがあまり変わらない方などでは，補聴器の効果が感じられないこともあり，補聴器を過度に期待しないでください．

　ご家族など同伴していれば，その方からも話を聞きます．日頃会話している方の声だとより理解しやすいこと，普段そのお年寄りがわかりやすい言葉に換えて説明されていることもなどを利用して，いわゆる通訳の立場になっていただくこともよいでしょう．ただ話しやすく，聞きやすくともそのご家族だけとの会話に偏らないように注意してください．

　耳垢がさらに耳を遠くさせている方もいます．耳介を後方に牽引すると外耳道が観察できます．完全に塞ぐような耳垢が間近に確認されたら，耳鼻科を受診し除去してもらうよう指導してください．耳垢を取るだけで驚くほど聞こえが改善する方も少なくありません．

〈小川茂雄〉

第5章 耳鼻咽喉科的問題

5. 耳の中がかゆい

外耳道炎

症例 77歳男性．既往歴はない．ある日の外来で耳の中がかゆいと相談された．耳掻きの頻度は週に1回程度というが，最近は耳の中がかゆいので綿棒で頻回に掻いているという．特に生活上の変化はないが，週に1回運動のためにプールへ行き，夜はラジオをイヤホンで聞きながら寝ているという．

一般臨床医のアプローチ

■考えたこと
外耳の湿疹あるいは軽度の**外耳炎**を最も疑い，外耳を診察しようと考えた．

■行ったこと
耳鏡で両耳を観察したところ外耳に発赤を認め，外耳の湿疹あるいは軽度の外耳炎と考えた．

ステロイドの点耳薬を処方し，それ以外は耳の中を触らないよう指導した．

❓ここが知りたい
- 感染の合併は，どのような際に考慮すべきでしょうか[A]．またカンジダや白癬などの真菌感染症についてもご教授ください[B]．
- 高齢者では皮膚が乾燥し人によっては外耳道もカサカサになっている方をみかけます．そのような方へ保湿剤を定期的に外耳へ使用することは掻痒の防止に有効でしょうか[C]．
- また，この方のようにプールへ行く方への指導法，イヤホンの影響の有無についてもご教授ください[D]．

専門医のアドバイス

■ 症例への対応

　本症例のようにかゆみのみで外耳道に発赤を認めれば，外耳道湿疹と考え，ステロイド軟膏（ロコイド®軟膏など）を処方する．1日2回，各耳に綿棒で米粒大程度の十分量を塗布してもらう．またはステロイド点耳薬（リンデロン®点眼・点耳・点鼻液0.1％など）を処方する．1日2回，点耳する耳を上にして2〜3滴点耳し，5分程度そのままにした後耳を下にして出てきた液を軽く拭き取るよう指導する．原則，外用治療以外では外耳道を触ることを禁じる．症状が消失しても，2〜3日外用は続ける．かゆみが消えるまで水泳，イヤホン使用を控えてもらう．その後，水泳は続けてかまわないが，イヤホン使用はそのまま控え，ヘッドホンや耳掛け式のタイプに変更するようお話しする⒟．

　なお，内服や外用の抗ヒスタミン薬が著効することは稀である．

■ 一般的な対応

- かゆみのみであれば上記の対応をする．治療抵抗性の場合や，耳だれや耳を触ると悪臭がある症状が加われば外耳道炎と考え⒜，抗生剤入りのステロイド軟膏（リンデロン®VG軟膏など），またはステロイド点耳薬（リンデロン®点眼・点耳・点鼻液0.1％など）と抗生剤点耳薬（タリビッド®耳科用液0.3％など）の種類の点耳薬を処方し，同様の指導をする．
- 所見では鼓膜の上に和紙を重ねたような耳だれが見えるとき，治療においてはステロイドや抗生剤入りの点耳薬が無効あるいは悪化するときに外耳道真菌症を疑い，耳鼻科医に依頼する⒝．
- 外耳道が乾燥し，カサカサしている方には症状がなくても皮膚が障害されやすく，その予防目的で，ベトツキの少ないプロペト®を，一日数回，適量塗布してもらう．特に空気の乾燥する冬場は効果的である⒞．

■ コンサルテーション・紹介のタイミング

- 外耳道が耳垢，耳だれなどで汚れていて，除去できない場合は耳鼻科に依頼する．外耳道が汚れていると治療が有効にならない．

キモの一言　イヤホン使用を控え，ヘッドホンや耳掛け式のタイプに変更を

第5章 耳鼻咽喉科的問題

6. 鼻水が垂れてくる

鼻炎

症例 75歳の男性．脂質異常症以外に既往歴はない．「鼻風邪が半年以上治らない」と訴え来院．水様の鼻汁が出るという．膿性鼻汁や咽頭痛・喀痰・咳嗽・発熱はない．鼻汁が出るのは1日中・1年中だが，強いていえば朝起きたときや食事のときにひどいという．なお，総合病院を受診し胸部X線を施行されたが問題ないといわれたとのこと．

一般臨床医のアプローチ

■ 考えたこと
まず**アレルギー性鼻炎**を疑い，副作用にも留意しつつ治療を開始しようと考えた．

■ 行ったこと
内服の抗アレルギー薬の使用を開始した．

❓ ここが知りたい
- 高齢者の場合ですと，眠気・ふらつきなどの副作用による影響や，点鼻薬の吸入がうまくできないことも懸念されます．鼻閉の有無など症状にもよると考えられますが，高齢者の鼻汁全般に対する治療のコツをご教授ください❹．
- また，高齢者に特有の鼻汁があると聞いたことがありますが，どのようなものでしょうか❺．

専門医のアドバイス

■ 症例への対応

　鼻汁は1日中・1年中で起床時，飲食時に増悪することから，温度変化で鼻汁過多となる血管運動性鼻炎と考える．治療は通年性アレルギー性鼻炎に準じる．第二世代抗ヒスタミン薬の内服薬や点鼻薬，点鼻ステロイドなどを処方する．筆者の経験では，抗ヒスタミン薬点鼻薬（リボスチン®点鼻薬）や粉状点鼻ステロイド（エリザス®点鼻粉末）が有効のことが多い印象である．

　漢方治療として，麻黄附子細辛湯や小青竜湯が有効なことがある．毎食前，特に朝は起床時に内服してもらう．

■ 一般的な対応

- 血管運動性鼻炎の症状は通年性アレルギー性鼻炎のそれに似ているが，鼻炎のきっかけは温度差である．抗原検査でハウスダスト，ダニ，カビなどが陰性であれば確実である．加齢とともに症状出現することが多いため，高齢者に多い鼻炎ともいわれているⒷ．自律神経調節障害が原因の1つと考えられ，起床時，食事時に増悪することが多い疾患である．病因のためか，アレルギー性鼻炎ほど投薬が著効しない．
- 抗ヒスタミン薬の眠気については，感冒薬などで眠さがでやすい体質の方には，眠気の副作用の少ない抗ヒスタミン薬（クラリチン®，アレグラ®など）を選択する．点鼻薬は全般に副作用が少なく使用しやすいが，デバイスの使用方法が難しいこともあり，場合により患者さんの前で一緒にデバイスを使い使用方法を指導するⒶ．
- 生活指導としては，身体内外の温度差を少なくするよう指導する．例えば，身体を急に冷やさないようにし，湯気の出ている食べ物は避ける．

■ コンサルテーション・紹介のタイミング

- 耳鼻科でも原則は上記の対応である．難治で症状が酷い際には後鼻神経切断術を行う．内視鏡下鼻内手術の進歩により安全に短時間で行えるようになった．しかし，すべての耳鼻科のある病院で可能な手術ではないので，先方に確認のうえ，依頼してほしい．

キモの一言　血管運動性鼻炎を見逃さない

第6章 脳外科的問題

1. ふらついて頭を打った

minor head injury

症例 82歳男性．認知症と腰部脊柱管狭窄症があり外来通院中．不眠症で，ベンゾジアゼピン系睡眠薬も定期服用している．

朝食後にトイレに立ち上がったところ，ふらついて後方に転倒し後頭部をぶつけてしまった．痙攣や意識消失はなくすぐに受け答えは可能だった．後頭部に擦過傷があり，家族が心配で診療所に連れてきた．

一般臨床医のアプローチ

■ 考えたこと

意識消失やバイタル異常はなく，来院時本人は非常に元気だった．診察上も後頭部の擦過傷のみで，全身状態・神経症状ともに特記すべき異常所見を認めなかった．カナダ頭部CTルール[1]を確認すると，年齢のみ陽性だが，それ以外では異常を認めなかった．頭部CTを撮る必要があるだろうか…？

■ 行ったこと

ご本人・ご家族に診察所見と状況を説明したうえで，頭部CTを撮像するかどうかを相談した．CT撮像可能な施設への紹介までは希望されず，自宅で注意深く経過観察をしていただくこととした．外傷後の遅発性合併症について詳しく説明して帰宅とした．

❓ ここが知りたい

- 高齢者（65歳以上）の頭部外傷では，抗血小板薬，抗凝固薬を内服中の方も非常に多いですが，全例頭部CTを撮像すべきでしょうか？ 悩ましい現状です❹．
- 非専門医が注意すべき頭部外傷後の診察ポイントは何でしょうか？❺

専門医のアドバイス

■ 症例への対応

　来院時のGlasgow coma scaleが15点の軽傷頭部外傷の多くは，CT上も異常所見があることが少なく，その後にも大きな問題が生じることが少ない．しかし，高齢者の場合はときとして重症化することもあるので侮れない．カナダ頭部CTルールは，CTを施行する際の判断基準を示したものだが，高齢者は軽症例でも頭蓋内病変を合併する可能性が高く検査をすべきとしている[1]．日本神経外傷学会の重症頭部外傷治療・管理のガイドラインでも，高齢者ではCTが必須とされている[2] Ⓐ．

■ 一般的な対応

- バイタルサイン，意識障害の程度，神経学的所見を評価し，家族から受傷機転，受傷時の一過性意識消失・健忘の有無などの危険因子となる病歴の有無を聴取する．滑って転倒したように見えた場合でも，高齢者では一過性脳虚血発作や失神があった可能性もあり，基礎疾患に注意する．
- 単純X線で頭蓋骨骨折があれば，急性硬膜外血腫の意識清明期の可能性がある．また前述の理由から，頭部CTも実施すべきである．
- 非専門医が注意すべき点は，CTの所見が正常で帰宅させる場合でも，遅発性の頭蓋内出血が起こる可能性があるので，意識障害・頭痛・嘔吐・片麻痺などの異常が出現した場合，医療機関を直ちに受診するように指導することである．特に抗血小板薬や抗凝固薬を内服している場合，そのリスクが高いことを説明しておく[3] Ⓑ．通常では受傷後24時間程度の観察を行うことが多いが，高リスクの症例では数日程度の観察入院を推奨している報告もあり，より慎重さが要求される[4]．

■ コンサルテーション・紹介のタイミング

- 単純X線，CTで異常所見があれば直ちに紹介する．高所からの転落や交通事故の場合，意識消失・健忘・嘔吐・巣症状などの危険因子となる症状のあるときも紹介する．

[参考文献]

1) Stiell IG, et al : The Canadian CT Head Rule for patients with minor head injury. Lancet, 357 : 1391-1396, 2001
2) 「重症頭部外傷治療・管理のガイドライン 第3版」(重症頭部外傷治療・管理のガイドライン作成委員会/編)，医学書院，2013
3) 河内正人：高齢者軽症頭部外傷例における危険因子．脳外誌，20：749-754, 2011
4) 刈部　博：高齢者頭部外傷の特徴と問題点．脳外誌，23：965-972, 2014

キモの一言　高齢者では軽症頭部外傷でも頭部CTが必要である

第6章 脳外科的問題

2. 最近歩きにくく，物忘れもある
特発性正常圧水頭症を疑うとき

症例 71歳女性．数カ月前から何となく歩きにくく，歩幅が短くなったと自覚している．何度か転倒したこともあり，先週，近くの診療所を受診したが「特に異常ない」と言われた．物忘れは以前からあったような気がする．

一般臨床医のアプローチ

■考えたこと
症歴からは比較的慢性経過の歩行障害と思われた．鑑別疾患として，パーキンソン症関連疾患，慢性硬膜下血腫，薬剤性，正常圧水頭症，脊椎病変などを考え，転倒時の頭部外傷の有無や服用薬剤歴，パーキンソン症状の有無，認知機能や排尿障害の有無などを確認しようと考えた．

■行ったこと
診察上，パーキンソン症状はなく服用薬剤にも歩行障害の原因となるような内服薬はなかった．長谷川式簡易知能評価スケールは19点で認知機能低下を認めた．硬膜下血腫の除外を主目的に頭部CTを他院で撮像してもらった．CT上硬膜下血腫を認めず，Evans index※0.45と脳室の拡大を認めた．診察ではwide based gaitで歩幅は狭い不安定歩行だった．脳神経外科にコンサルトし，髄液tap testを施行してもらったところ歩行障害が改善したため，特発性正常圧水頭症と診断された．最終的にシャント手術を施行され，歩行障害等の症状は改善した．

※Evans index＝両側側脳室前角間最大幅／その部位における頭蓋内腔幅．
0.3以上で脳室拡大を示唆するとされている．

❓ここが知りたい
- 認知症患者で特発性正常圧水頭症を特に疑い，頭部画像検査を施行するべきなのはどのような症例でしょうか？ Ⓐ
- 加齢に伴う脳萎縮と脳室拡大との判別が困難なことがありますが，画像上の鑑別ポイントはありますか？ Ⓑ
- tap testを行う場合には入院での精査が必要になるのでしょうか Ⓒ．

専門医のアドバイス

■症例への対応
数カ月前からのくり返す転倒歴と認知障害を認めており，これらは加齢による症状ともいえるが，正常圧水頭症やパーキンソン症候群などの鑑別が必要となる．特

発性正常圧水頭症（iNPH）が思い浮かんだら尿失禁についても聴取する．頭部CTやMRIによる画像診断が重要であるので，下記に示す症状が1つでもみられたら是非依頼したい❹．

一般的な対応

- 一連の神経学的所見，特に片麻痺，筋力低下，感覚障害，運動失調，パーキンソニズムの有無，認知機能などを調べ，実際の立位，歩行，バランス能力を観察する．
- 有名な三徴（歩行障害，認知障害，尿失禁）のなかでは歩行障害が最初に現れ，その頻度も高い．同じ小刻み歩行でもiNPHではパーキンソン症候群よりも歩隔が広い傾向がある．三徴がすべて揃うのは50％以下であるので，どれか1つでも認めれば水頭症を疑ってみることが重要である．
- 画像診断ではMRIの所見が有力である．iNPHでは脳室の拡大のほかに，特にMRI冠状断で高位円蓋部および正中部の脳溝・くも膜下腔の狭小化がみられ，それと相反してシルビウス裂や脳底槽が拡大する（図）❺．一方，加齢による脳萎縮やアルツハイマー病では脳表の萎縮が見られる点が鑑別のポイントである．
- 認知症の一次的要因には水頭症，慢性硬膜下血腫，良性脳腫瘍などのいわゆるtreatable dementiaも考えられるので，いずれの場合も外科的治療のタイミングを逸しないことが大切である．
- 髄液排除試験（tap test）は通常入院で行うべき検査である．症状の変化が分かりにくい場合もあり，複数回の髄液排除や持続髄液ドレナージ検査を追加することもある．ただし，ガイドライン第2版では，歩行障害およびDESH所見がある場合，tap testは必須ではなくなっている❻．

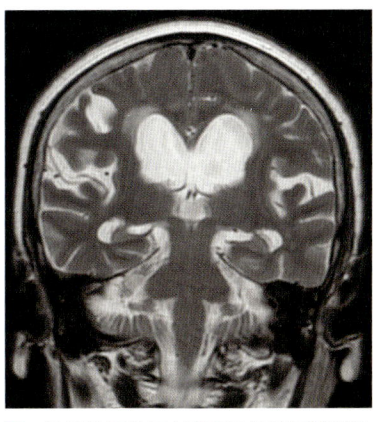

図　特発性正常圧水頭症のMRI冠状断像
DESH（disproportionately enlarged sub-arachnoid-space hydrocephalus，くも膜下腔の不均衡な拡大を伴う水頭症）がみられる．
（済生会神奈川県病院神経内科　原　一先生のご厚意による）

コンサルテーション・紹介のタイミング

- 歩行障害，認知障害，尿失禁などの1つ以上の臨床症状があり，画像診断で脳室拡大が疑われた時点で専門医に紹介する．

［参考文献］
1）「特発性正常圧水頭症診療ガイドライン　第2版」（日本正常圧水頭症学会 特発性正常圧水頭症診療ガイドライン作成委員会/編），メディカルレビュー社，2011

キモの一言　治療可能な認知症を見逃さないようにする

Column 7

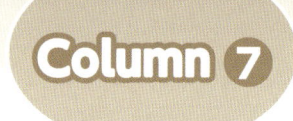

脳神経外科医から伝授する，高齢者の慢性硬膜下血腫に関するあれこれ

● 出現時期

慢性硬膜下血腫は頭部外傷から約数週間して発症することが多いが，なかには頭部外傷歴が不明な例もある．頭部を軽くぶつける程度でも原因になるため，本人もその事実を忘れてしまう可能性もある．たびたび転倒している場合は当然リスクが高く，いつ発症してもおかしくない．

● 診断

元から**認知障害や低活動性を認める高齢者では症状の変化に気づきにくいため**，頭痛などを訴えて受診した高齢者にはCT検査を行う．また高齢者が頭部外傷直後に受診した際には，その時点でCT検査を行う．急性の頭蓋内出血があれば直ちに入院加療の必要があるが，それらの異常がなくても**脳萎縮，抗血小板薬や抗凝固薬の服用などの要因があると，将来慢性硬膜下血腫が発生しやすい**．2～3週間後にCTの再検を行い，硬膜下水腫や慢性硬膜下血腫の有無を評価する．**一般診療科の場合はこの時点までに専門医に紹介するのがよい**と考える．

● 家族への説明など

硬膜下水腫や薄い慢性硬膜下血腫で無症状のものは経過観察する．硬膜下水腫は自然吸収されることもあるが，徐々に血腫に変化することがある．**症状が出現したら早期に治療が必要になるので，何か異常を認めたら速やかに再受診するように説明**する．慢性という病名がついてはいるが，血腫の増大による脳ヘルニアやてんかん発作など急激に症状が悪化する場合もあり，決して甘く考えないことが肝要である．

● 手術適応

CT所見で血腫による脳の圧迫が明らかで，頭痛，嘔吐や上下肢の麻痺など神経症状があれば手術の適応である．手術は局所麻酔での穿頭洗浄術が一般的だが，10％程度は再発する．

● 薬物での経過観察

漢方薬の五苓散による治療の報告が散見されるが，血腫が薄くかつ定期的な経過観察が可能な場合，術後の再貯留予防，超高齢などの理由で手術が困難な場合などには処方を考慮してよいと考える．今後，慢性硬膜下血腫に対する薬物療法のprospectiveな研究が期待される．

〈森　俊樹〉

Column 8

頸動脈狭窄～その発症機序と治療のいま

● 発症機序と病状

　総頸動脈分岐部はアテローム硬化の好発部位であるが，通常一側の内頸動脈に狭窄・閉塞が生じたとしても，Willis動脈輪を介して血流が供給される．また動脈硬化性の頸動脈狭窄は緩徐に進行するため，徐々に側副血行路が発達し無症候の症例も多い．しかし，脳循環の自動調節能が破綻したうえに，低血圧，心不全などが起こると，血行力学的機序により，TIA（一過性脳虚血発作）を発症したり末梢灌流圧低下による分水嶺梗塞が生じたりする．

　一方，内頸動脈狭窄部で形成された血栓が遊離して末梢の脳動脈を閉塞することがある．いわゆる動脈原性塞栓性機序であるが，臨床像は突発完成型を呈することが多く，心原性脳塞栓症との鑑別が必要になる．

● 治療とその適応

　内科的治療法は高血圧，糖尿病，脂質異常症の管理に加え，抗血小板療法であり，最近はその成績向上が目覚ましい．抗血小板薬の選択や併用療法は現在議論のあるところである．

　外科的治療法は，頸動脈内膜剥離術（CEA）と血管内手術による頸動脈ステント留置術（CAS）で，病態に合わせて選択されている．CEAは血行力学的機序によるものと塞栓性機序によるものの両者に有効であり，特に高度の症候性頸動脈狭窄では施行することが推奨される．中等度狭窄では年齢・性・症候などを勘案し，適応を検討する必要がある．狭窄率50％未満ではCEAを推奨する根拠はない．CASも遠位塞栓症予防装置つきカテーテルの導入がなされ，CEAの危険因子（心臓疾患・重篤な呼吸器疾患・対側頸動脈閉塞・放射線治療後など）をもつ症例に対しては，CEAに劣らない安全性が証明された．現在，急性期に外科的治療を行うことのエビデンスはないが，**エコー所見で不安定プラークを認めれば塞栓のリスクが高く，早期に専門医に紹介すべきである**．CEA・CASどちらも過灌流症候群などが周術期合併症として問題となり，手術および周術期管理に熟達した術者と施設において行うべき治療である．

〈森　俊樹〉

第7章 外科的問題

1. 熱湯をこぼし，やけどの後，水ぶくれになった

軽い熱傷

症例 64歳女性．熱湯を右足にこぼして，やけどを負ってしまった．すぐに氷水で右足を冷やしたが，痛みがとれずヒリヒリしていた．数時間経って，やけどの部位が水ぶくれになったため外来を受診した．

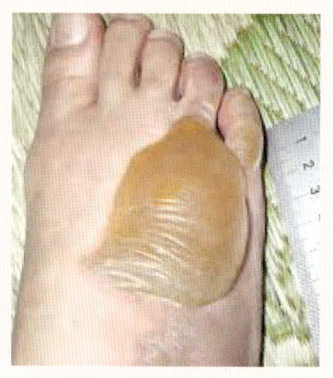

図 熱傷による水疱

一般臨床医のアプローチ

■ 考えたこと

熱湯がかかった部位に水疱が形成され破れていない．疼痛は持続しているが感染徴候は現在のところ見られない．浅めのⅡ度熱傷と考えられた．専門医に紹介すべきか…水疱の内容液を除去しようか…痛みに対してはどう対処しようか…と考えた．

■ 行ったこと

水疱は破れていないため，そのまま保護し，疼痛に対してはステロイド軟膏を塗布した．悪化していないかどうかを確認するため，翌日の外来再診を約束し帰宅とした．

❓ ここが知りたい

- 水疱の処置はどうしたらよいでしょうか？ そのまま保護してよかったのか，内容液を穿刺除去するべきだったのか❹．
- また，軟膏を使用するとしたらどのようなものを使用したらよいのでしょうか？❺
- 専門医に紹介すべきなのはどのような場合でしょうか？❻

専門医のアドバイス

■ 症例への対応

　感染の徴候がないと判断したこと，浅達性Ⅱ度熱傷（SDB）と診断したこと，水疱を保護してステロイド軟膏を塗布したこと，いずれも適切な対応である．水疱については，そのまま保護する，内容液を穿刺除去する，いずれの方法も大過ないが，水疱はいわば痂皮であり，創傷治療における温存の意義は乏しい．水疱膜は切除し，洗浄，ドレッシングとするのが原則である❹．

■ 一般的な対応

- 感染の防止には創洗浄が重要であり，水疱を切除して行うのが原則である．感染防止を目的とした画一的な抗菌薬全身投与は推奨されない[1]が，汚染創を有する患者，糖尿病などを有する易感染宿主状態の患者，小児例や周術期などでは創培養の結果や施設・地域の特殊性を考慮して標的とする菌を設定し，抗菌薬の予防的全身投与を行うことも選択肢の1つである[1]．汚染された熱傷創では抗破傷風療法を行う[1]．痛みが強ければ鎮痛薬の投与が必要である．
- Ⅱ度熱傷に対する初期局所療法は湿潤環境維持を目的にワセリン軟膏基剤を基本とし，熱傷の広さと深さの状況により主剤（抗菌薬，ステロイドなど）を選択する[2]．❸ bFGF製剤トラフェルミン（フィブラスト®）はⅡ度熱傷に対して有効である[2]が，添付文書に「新鮮熱傷に対しては本剤を使用せず，他の適切な療法を考慮すること」との記載がある．
- 推奨される外用薬，ドレッシング材の詳細は下記の文献を参照されたい．

■ コンサルテーション・紹介のタイミング

- 汚染創や深いもの，関節にかかる創，糖尿病など易感染宿主状態の患者，小児例や周術期などでは専門医（形成外科医）へのコンサルテーション・紹介を考慮する❻．

［参考文献］
1) 創傷・熱傷ガイドライン委員会報告-6：熱傷診療ガイドライン．日皮会誌：121 (14), 3279-3306, 2011
2) 「熱傷診療ガイドライン」（日本熱傷学会学術委員会/編），日本熱傷学会，2009

第7章 外科的問題

キモの一言　感染の防止，痛みの緩和，上皮化の促進が熱傷治療の要諦である

第7章 外科的問題

2. 胸の「しこり」が気になる

乳房のしこり

症例 高血圧で通院中の76歳女性．1カ月前に風呂で体を洗っている際に，左乳房の➡部分にしこりを自覚していた．痛みもなく，皮膚の外観からは「しこり」はわからない．定期外来日に相談を受けた．母親は乳がんで亡くなっている．乳がん検診は受けていない．

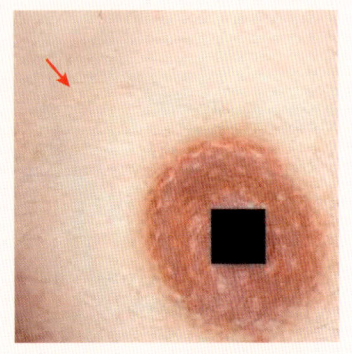

図 左乳房のしこり部分の外観

一般臨床医のアプローチ

■考えたこと
閉経後の女性が，自分で乳房の「しこり」をみつけた．ホルモンの影響は考えにくいし，母が乳がんで亡くなっている家族歴もあるし，乳がん検診も受けていないし，これは乳がんの可能性をどこまで考えたらいいのだろうか．

■行ったこと
皮膚にえくぼやひきつれもなく，乳首から分泌物もない．まずは経過観察とした．本人も気にしていなかったが，3カ月後の定期外来で診察すると，自覚症状や視診上は変化がないが，触診でやや大きくなった印象があったため，専門医に紹介した．

❓ここが知りたい
閉経前の女性では，ホルモンの影響や良性疾患も多い印象ですが，特に高齢者の場合は，どのようなときに乳がんを疑いⒶ，どのタイミングで専門医へ紹介すればよいですか？Ⓑ

専門医のアドバイス

■ 症例への対応

76歳の女性の乳房に無痛性の「しこり」を認めたら乳がんを考える．超音波，マンモグラフィー，病理診断が可能な施設へ紹介する．皮膚浸潤した乳がんや炎症性乳がんを除けば視診で良悪性を鑑別することは困難であり，触診による良悪性の鑑別も容易ではない．

乳頭異常分泌はがん，非がんどちらでもみられる．異常分泌がないことが乳がんを否定する根拠にはならない．

■ 一般的な対応

- 閉経前の「しこり」には線維腺腫（FA）や乳腺症（MP）など良性疾患が多く含まれるが，高齢者に初発するFAやMPは稀で，高齢者に初発する「しこり」は乳がんを第一に鑑別する❶．
- 乳がんの発生母地は乳管上皮細胞で，乳管内で水平方向に進展しながら発育するもの，早期から基底膜を超えて間質に浸潤し増殖するもの，早期に脈管やリンパ管に散らばり広範囲に転移するもの，局所にとどまり腫瘤を呈するものなど，がん細胞のプロフィールと予後は症例により千差万別である．
- 一般にがんは硬いが，比較的柔らかいがんも存在し，触診で良悪性を鑑別することは難しい．辺縁がスムーズで可動性良好ながんも多く存在し，マンモグラフィ検診の普及で「しこり」として認識できない乳がんが増加している．
- 乳がんのバリエーションは多彩であり，診断には超音波やマンモグラフィなどの画像検査と病理学的検索が必須である．

■ コンサルテーション・紹介のタイミング

- 乳房に所見を認めたら早い段階で専門医に紹介するのが原則である❷．乳房は女性にとって特別な臓器であり言動には細心の注意を払いたい．粉瘤や毛嚢炎など皮膚の病変を乳腺疾患と混同しないように留意する．
- 近年がんの連携パスが普及しつつあり，一般臨床医と専門医の連携が期待される．

[参考文献]
1) 国立がん研究センターがん対策情報センター「がん情報サービス」：10累積がん罹患・死亡リスク．「がんの統計'13」（公益財団法人がん研究振興財団），2013
（http://ganjoho.jp/professional/statistics/backnumber/2013_jp.html）

キモの一言 日本人女性の14人に1人が乳がんに罹患する[1]時代，ウィメンズヘルスケアの一翼を担う一般臨床医の役割は大きいが，専門医との連携が特に重要な領域である

第7章 外科的問題

3. 間歇性跛行があるが脊柱管狭窄症の影響はないといわれた

下肢閉塞性動脈硬化症

症例 76歳男性．40歳代の頃から高血圧・糖尿病・脂質異常症で通院していた．また，70歳頃から軽度の腰部脊柱管狭窄症を指摘されていた．以前から「200 mほど歩くと足がだるくなって休まなければならない」といった間歇性跛行の症状を認めていたが，2～3カ月前から症状が悪化してきた．しかし，整形外科では症状は脊柱管狭窄症の問題ではないといわれ，また夕方のテレビの情報番組で「歩けないのは血管の詰まりが原因」と言っているのを見たため，内科外来を受診してきた．

一般臨床医のアプローチ

■考えたこと
　間歇性跛行の症状があり，リスクファクターも多く，診察で足背動脈の触れが悪いことから，下肢閉塞性動脈硬化症の可能性が高いと考え，まずは，生活指導と薬剤で治療していこうと考えた．

■行ったこと
　高血圧・糖尿病・脂質異常症の治療は継続し，喫煙していたので禁煙を促した．専門医に紹介したところ，生活改善と薬剤はシロスタゾールの処方を開始された．専門医の診察・検査の結果，手術も勧められたが本人が拒否したため，内科で生活習慣病の診療と合わせて保存的に経過をみることになった．その後，一時的に改善を認めていたが，内服治療のみでは症状の改善に乏しく，患者さんから「やっぱり手術をしたら良くなるかなぁ」と内科受診時に相談された．他の内服薬への変更や手術適応などについて悩み，専門医に再度紹介した．

❓ここが知りたい
- 一般臨床医ができる生活指導や薬物療法はどのようなものがありますか？ Ⓐ
- さらに，どのタイミングで，血行再建術などの外科的治療を検討し専門医に紹介するのがよいですか？ Ⓑ

専門医のアドバイス

■ 症例への対応

　腰部脊柱管狭窄症（LCS）の増悪がないこと，足背動脈を触知しないこと，高血圧・糖尿病・脂質異常症を併存した喫煙者であることから下肢閉塞性動脈硬化症（ASO）の存在が示唆される．

　ASOであればFontaine分類2度（表）に相当し，跛行が増悪していることから血行再建術の適応が考えられる．専門医への紹介は適切である．禁煙，運動療法などの生活指導も適切である❹．

表　Fontaine分類

1度	無症候または冷感・しびれ
2度	間歇性跛行
3度	安静時疼痛
4度	下肢の壊死・皮膚潰瘍

■ 一般的な対応

- ASOによる間歇性跛行は一般に片側性で，歩きはじめは出現しないが，ある程度の距離を歩行した後に出現する．部位はふくらはぎが多いが，総腸骨動脈レベルの狭窄では臀部筋肉痛として自覚することがある．LCSに起因する跛行は歩きはじめに出現し，歩くと軽減することが多い．
- 末梢動脈疾患（peripheral arterial disease：PAD）は増加の一途をたどっており，治療ガイドライン[1]では生活習慣指導（運動療法，食事療法，禁煙指導），薬物療法（抗血小板薬，PGE1製剤など）❹，血行再建（血管内治療，外科的治療）が推奨されている．近年は遺伝子治療や細胞移植による血管新生療法，いわゆる再生医療が注目されている[2]．

■ コンサルテーション・紹介のタイミング

- Fontaine分類2度以上であればankle brachial index（ABI）を測定したうえで専門医へのコンサルテーションが望ましい❺．高齢者のPADは急速に増悪して壊死に至るケースがあり専門医と連携した一般臨床医の役割は大きい．

［参考文献］
1）末梢閉塞性動脈疾患の治療ガイドライン（JCS 2009）．Circulation Journal, 73（Suppl Ⅲ），2009
2）清水優樹，他：血管の再生医療．日医雑誌142（4）：786-790, 2013

キモの一言　跛行の問診とABI測定，早期からの専門医との連携が肝要である

第7章 外科的問題

4. 手術受けたほうがいいけどなぁ…

術前検査と手術侵襲

症例 高血圧で定期通院中であり，右大腿骨頸部骨折術後であるが，杖を使用せずに歩ける比較的元気な82歳男性．大腸がん検診で便潜血が陽性になった．下部消化管内視鏡検査などは受けたくないということで，腹部CT検査を地域の病院にお願いし，後日届いた読影結果では大腸がん疑いだった．

一般臨床医のアプローチ

■ 考えたこと

大腸がんの予後や，この患者さんのADL，手術リスクなどを考えると，手術が必要なら受けるべきではないかと思った．患者さんの考えや希望も考慮するが，手術のリスクは低いと思うし，手術を含めて専門医に紹介するべきだと考えた．しかし，明確な基準が自分のなかにはない．さぁ，どうしよう…

■ 行ったこと

PS（performance status）は1程度であり，高血圧以外のリスクはほとんどないため，精査を強く勧め，手術が必要で可能なら受けた方がよいことを勧めた．最初は患者さんが嫌がっていたが，説得に近い形でなんとか専門医受診を了承していただき紹介した．

❓ ここが知りたい

- 比較的元気な高齢者で手術可能と思われる方がいる場合，具体的に術前リスクを評価する方法はありますか？ ❹
- また，どのような説明で外科医にかかってもらえばよいでしょうか．一般臨床医に専門医が期待することも含めて教えてください❺．

専門医のアドバイス

■ 症例への対応

　本症例では便潜血があり，本来であれば下部消化管内視鏡検査を受けていただきたい．しかし，検査に苦痛を伴う場合があり，高齢者では敬遠される症例も散見される．下部消化管内視鏡検査を拒絶された場合の選択肢としてCT colonography（CTC）がある．病変検出率は6 mm以上の病変で78％，10 mm以上では90％と報告されている[1]．

■ 一般的な対応 ■

- 大腸がんはほかに転移がなければ切除を行えば根治する症例が多く，仮に術後に再発した場合でも十分な化学療法を行えば2年以上の予後が見込まれる．
- 逆に手術を行わずにbest supportive careを選択した場合，将来的に出血やイレウスを発症し，QOLを維持できない場合がある．そのため転移を伴わない大腸がんを診断された場合，根治性と総合的な侵襲，QOLを考慮すると，手術が第一選択となることが多い．
- 術前リスクを評価するツールとしてはestimation of physiologic ability and surgical stress（E-PASS）scoring systemを紹介する🅐（表，図1，2）[2]．各リスク因子をあてはめることによって，術前リスク因子（PRS）を算出し，各侵襲リスクをあてはめて，手術侵襲スコア（SSS）を算出する．PRS，SSSより総合リスクスコア（CRS）を算出し，在院死亡率を予測する．例えばこのツールを用いて本

表　E-PASS scoring system

1. 術前リスクスコア（PRS）＝－0.0686＋0.00345X_1＋0.323X_2＋0.205X_3＋0.153X_4＋0.148X_5＋0.0666X_6

    X_1：年齢；X_2：重症心疾患あり（1），なし（0）；X_3：重症肺疾患あり（1），なし（0）；
    X_4：糖尿病あり（1），なし（0）；X_5：Performance status（0－4）；X_6：麻酔リスク（1－5）
    　　重症心疾患の定義：NYHA3以上の心不全，またはmechanical supportsを要する重篤な不整脈
    　　重症肺疾患の定義：％VC＜60％あるいはFEV1.0％＜50％のいかなる状態
    　　糖尿病の定義：WHOの診断基準に基づく
    　　Performance status：日本癌治療学会固形がん化学療法直接効果判定基準に基づく
    　　麻酔リスク：アメリカ麻酔学会重症度分類（ASA class）に基づく

2. 手術侵襲スコア（SSS）＝－0.342＋0.0139X_1＋0.0392X_2＋0.352X_3

    X_1：体重当たりの出血量（g/kg）；
    X_2：手術時間（hr）；
    X_3：手術切開創の範囲
    　　0：胸腔鏡創または腹腔鏡創のみ（いわゆる補助下手術や10 cm以下の小手術創も含む）；
    　　1：開胸あるいは開腹のいずれか一方のみ；
    　　2：開胸および開腹

3. 総合リスクスコア（CRS）＝－0.328＋0.936（PRS）＋0.976（SSS）

（文献2，4より引用）

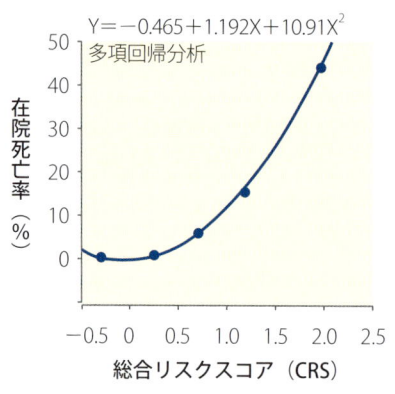

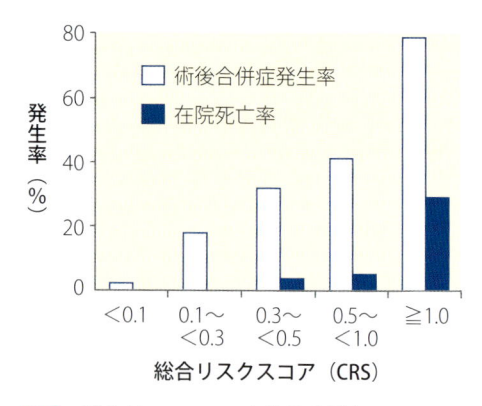

図1 在院死亡率の予測式
（文献2，3より引用）

予測式：$Y = -0.465 + 1.192X + 10.91X^2$（多項回帰分析）

図2 総合リスクスコアと術後合併症
（文献2，4より引用）

症例に手術時間3時間，出血量200 mLの手術を行った場合の予測在院死亡率は0.47％となる．

■ コンサルテーション・紹介のタイミング ■

- 大腸がんは早期発見されれば内視鏡治療可能な症例もある．高齢者であっても早めの専門医紹介により早期での診断治療を行うことが重要であり，便潜血陽性を認めた時点での紹介が望ましいと考える．消化器がん全般に対しては高齢者であっても外科的対応（人工肛門，バイパス術，ステントなど）を行うことで苦痛を緩和され，QOLを維持できる可能性がある．
- 紹介の際には合併症や既往歴，検査結果などの医療情報に加えて，PS（performance status）や認知症の有無・程度，本人の意欲や家族の協力体制などの情報が必要となる[6]．

[参考文献]

1）Johnson CD, et al：Accuracy of CT colonography for detection of large adenomas and cancers. N Engl J Med, 359：1207-1217, 2008
2）芳賀克夫：内科慢性疾患を持つ手術患者のE-PASSを用いたリスク評価．医療，62（12）：668-673, 2008
3）Haga Y, et al：Estimation of physiologic ability and surgical stress (E-PASS) for a surgical audit in elective digestive surgery. Surgery, 135：586-594, 2004
4）Haga Y, et al：Estimation of Physiologic Ability and Surgical Stress (E-PASS) as a new prediction scoring system for postoperative morbidity and mortality following elective gastrointestinal surgery. Surg Today, 29：219-225, 1999

キモの一言　たとえ根治不能な消化器がんだとしても，症状緩和を含めてその後の病状の進行に対する戦略が必要であり，消化器がんを疑われた時点で，専門医受診を勧めていただきたい

Column 9

外科医から伝授する，高齢者における消化器手術適応の考え方

　高齢者の消化器手術については当然のことながら，侵襲やリスクが大きくそれぞれの症例で個別的に包括的な評価が必要である．全身状態の総合的評価はもちろんだが，高齢者だからこそ重要なのは認知機能や社会的要因（家族関係，介護者の状態，居住環境，経済状態など）の評価である．術後の2大合併症はせん妄と呼吸器合併症であり後者の場合は致命的になる場合がある．また消化器疾患に関連する最も大事なQOLは"食事を楽しむ"ことであるが，手術を契機に嚥下機能が低下してしまう症例も散見される．

　また良性疾患，悪性疾患，急性腹症などによっても考え方が変わってくるだろう．具体的には，良性疾患で頻度の多い急性胆嚢炎の場合には経皮経肝胆嚢吸引穿刺法（PTGBA）や経皮経肝胆嚢ドレナージ術（PTGBD）によって手術を回避できる症例も多い．悪性疾患の場合には手術侵襲が大きいのに根治性の低い膵胆道系の手術に比べ，比較的侵襲は少なく，根治する可能性もあるのは大腸がんである．根治のための治療かQOLを維持するための治療かを区別することも重要である．急性腹症では虫垂炎や上部消化管穿孔，イレウスに比較し下部消化管穿孔，上腸間膜動脈血栓症などでは明らかに救命率は低下する．またそれら救命率の低い疾患については術後の集中治療を伴う．本人への侵襲のみならず，家族に対する負担や医療経済的な側面も無視できない．手術適応については複数の医療スタッフで協議する必要がある．仮に手術適応なしと判断した際にはその後の症状緩和を徹底して行わなければならない．

　上記を踏まえたうえで重要なのは，**患者本人が総合的に状況を理解したうえで手術を希望する意欲**であり，それが示されれば必然的に家族や医療スタッフも目的を共有できるようになることが多い．また手術を担当する外科医の考え方もさまざまであり，**可能であれば複数の外科医に相談してみる**ことも重要である．

〈平井栄一〉

第7章　外科的問題

第8章 泌尿器科的問題

1. 尿意がはっきりしないが残尿があるかもしれない

画像検査が限られる中での残尿や前立腺の評価

症例

88歳男性．慢性呼吸不全が基礎疾患にあり介護施設に入所している．認知機能はほぼ問題なく，車いすに自力で移乗し，部屋のトイレなどに行かれていた．以前から，ときどき尿失禁を認めていたが，ここ数カ月で徐々にその回数が増えており，夜間の尿回数も4回程度に増えている，との報告を，施設の回診時にうけた．本人も夜間眠れなくて困るとのことであった．本人に聞いても残尿感ははっきりせず，尿失禁に関しても，尿意を感じてトイレに行こうとすると間に合わないとのこと．ここのところのADL低下はなし．診察上は下腹部膨隆なく，直腸診では前立腺は大きく感じたが，所見の解釈には自信がもてない状況であった．携帯型のエコーでは明らかな残尿はないように思えた．

一般臨床医のアプローチ

■ 考えたこと・行ったこと

本人や施設のスタッフに聞いたところ，トイレで排泄するまでにかかる時間は変わっていないようであり，ADL低下などにより尿失禁が増えたわけではないようであった．また，薬剤性の除外のため，排尿障害をきたす内服薬の服用がないかを確認したが認めなかった．携帯型エコーでは多量の残尿は日中は認めてはいないものの，問診上は，夜間の切迫性の尿失禁が疑われた．残尿感ははっきりしなかったが，夜間頻尿もあり，性別・年齢などから考えると前立腺肥大による症状の可能性も高いと考えられ，まずは α_1 遮断薬の内服を少量より開始することとした．前立腺がんの可能性も否定はできないが，年齢も含めた本人の予後も考慮し，PSA（前立腺特異抗原）の測定はしなかった．

❓ ここが知りたい

- 高齢男性患者に対して，画像検査が限られているなかで，残尿や前立腺の評価を行うコツがあれば教えてください．特に，携帯型エコーの精度についても教えてください❹．
- また，高齢者において前立腺による症状を疑った場合に，患者のQOLという観点からPSAをどのような方で測定することが望まれますでしょうか❺．

専門医のアドバイス

■ 症例への対応

本症例は高齢男性で，触診上前立腺肥大症が疑われる切迫性尿失禁患者である．過活動膀胱症状でありながらも$α_1$遮断薬から試したことは，尿閉のリスクを考慮すると適切と考える．症状改善がない場合，専門医に紹介するか，排尿障害のリスクが少ない$β_3$刺激薬であるミラベグロン（ベタニス®）を試してもよい．**抗コリン薬を処方する場合**は，やはりできれば**残尿の有無**を知りたい．本症例では携帯型エコーで残尿の確認ができるが，エコーがなければ，排尿後に導尿による残尿測定が望ましい．残尿は50 mL以下なら問題ないと考えてよいⒶ．

本症例は88歳と超高齢であり，前立腺に石様硬の所見はないため，PSA測定は不要と思われる．

■ 一般的な対応

- 高齢男性の場合，過活動膀胱症状の原因は前立腺肥大が合併していることが多い．残尿や前立腺体積の評価は，携帯型エコーで十分に可能である．**前立腺体積や膀胱容量（残尿量）は，縦（cm）×横（cm）×高さ（cm）×0.5≒体積（mL）で概算できる**Ⓐ．検尿で感染が否定され，エコーにて**前立腺腫大（>20 mL）**を認める場合は，**$α_1$遮断薬**より開始する．
- $α_1$遮断薬でも効果がなく**残尿がなければ**，**抗コリン薬の併用**を試してもよい．残尿測定が困難で仕方なく抗コリン薬を投与する場合は**少量から開始**する．半減期の短いイミダフェナシン（ステーブラ®，ウリトス®）は頓用でも効果があり，調節性がよい．エコーが困難な状況で，前立腺触診で明らかな腫大がなければ抗コリン薬から試してもよいが，排尿障害出現の際にはすぐ休薬するように伝えておくことが重要である．
- $β_3$刺激薬のベタニス®は抗コリン薬よりも効果・即効性に劣る印象はあるが，排尿障害のリスクが低いことから単剤で試してもよい．
- 80歳以上では潜在がんを含めると約50％に前立腺がんを認める．過剰治療を避けるため，**不必要なPSA測定は避けるべき**だが，進行がんでは治療によるメリットもある．前立腺触診で**硬結（石様硬）**があれば高齢者でもPSA測定を勧めるⒷ．

■ コンサルテーション・紹介のタイミング

- $α_1$遮断薬から試しても症状が改善せず，残尿測定が困難な場合は紹介を検討してよい．また抗コリン薬（もしくはベタニス®）内服でも効果が乏しい場合は紹介してほしい．

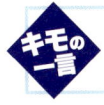

キモの一言　まず試すなら$α_1$遮断薬，抗コリン薬処方前には残尿測定を．
80歳過ぎたらPSA測定は慎重に判断，でも石様硬なら測定を

第8章 泌尿器科的問題

2. 前立腺がんの発症に気をつけながら，前立腺肥大症をどうフォローするか

前立腺肥大症のフォロー

症例 74歳男性．高血圧で外来通院中の方．その他特に合併症なく，ADLも自立している．ある定期外来日の診察終了間際に，「夜間の尿回数が多く困っている」との訴えがあった．詳しく話を聞くと，夜間3～4回ほど排尿があるとのこと．また，残尿感も少しあるようであった．国際前立腺症状スコア（I-PSS）では8点であった．直腸診上は，前立腺は大きく，表面は平滑・軟であった．PSAは3.6 ng/mLであった．尿検査では特に異常を認めなかった．前立腺肥大症と考え，α_1遮断薬内服を開始したところ，夜間尿も2回ほどに減少した．以後PSAを測定しながら，フォローしている．

一般臨床医のアプローチ

■ 考えたこと・行ったこと

夜間尿や残尿感などの自覚症状は以前と比較して改善しており，同様の内服処方を続けた．経過中に前立腺がんの合併を起こさないかチェックするため，1年後の検診のときに希望がありPSAを再検したところPSAが5.0 ng/mLと今までよりも上昇を認めたため，症状の変化はなかったが，念のため泌尿器科へ紹介し，泌尿器科へ紹介し，精査をお願いした．

ここが知りたい

- 前立腺肥大症という前提で，一般臨床医が前立腺がんを念頭において，フォローするにあたり，留意すべきことは何でしょうかⒶ．
- また，PSAはどのような間隔で検査を行えばよいですか．さらに，どのようなタイミングで泌尿器科にコンサルテーションするべきでしょうかⒷ．

専門医のアドバイス

■ 症例への対応

本症例では以前のPSAは低値であり，今回は炎症や浮腫による**一過性の上昇**の可能性もある．3～6カ月後にPSAを再検してから，専門医紹介の必要性を判断しても問題ない．ただし，75歳未満の男性における限局性前立腺がんは，根治治療により予後の改善が期待できるため，PSA＞4 ng/mLで専門医に紹介したことは適切な対応と考える．

一般的な対応

- 一般男性におけるPSA測定間隔について，ガイドライン[1])では1.0 ng/mL以下では3年ごと，1.1～4.0 ng/mLでは毎年の測定を勧めている．PSA基準値以下の前立腺肥大症例に対するPSAの測定間隔も同様に考えてよい❶．
- PSA測定は前立腺がんの**可能性の判断に有効**だが，**絶対的な信頼性はない**．前立腺がんの確定診断には前立腺生検が必要となる．ただしPSA上昇例の全例に即時生検を勧めるわけではない．PSA軽度高値例（4 ng/mL＜PSA＜10 ng/mL）の診断率は20～30％であるが，多くは限局がんである．一方PSA＞100 ng/mLではほぼ100％前立腺がんであり，多くは進行がんである．前立腺がんは進行が緩徐であり，「**根治治療で予後が改善される年齢（75歳以下）の場合は，積極的に早期診断する**」という観点で生検の適応を考えている．
  以下わが国の年齢階層別PSA基準値であり，紹介の参考にしていただきたい．
  [50～64歳：3 ng/mL　65～69歳：3.5 ng/mL　70歳以上：4 ng/mL]
- 80歳以上では，排尿障害が強くPS（paformance status）がよい症例や，触診で硬結（石様硬）を認める症例はPSAを測定する．ガイドライン[2])に基準はないが，7～10 ng/mL以上を目安に専門医への紹介を検討する．
- また前立腺体積を考慮したPSAD（PSA density）という考えもある．PSA値（ng/mL）÷（エコー測定による）前立腺体積（mL）にて，単位体積あたりのPSA測定値（PSAD）を求め，PSAD≧0.2（0.15との報告もあり）で前立腺がんのリスクが上昇するともいわれる．
- PSAの解釈は，ほかにもPSAの経時的変化，PSA F/T比（free PSA/total PSA比），直腸診所見などの要因も加味して判断するため，必要に応じて専門医への紹介を勧める．

コンサルテーション・紹介のタイミング

- 年齢階層別PSAを参考にして専門医へ紹介が望ましい．ただし，**PSA低値例でのPSA上昇症例**や，軽度高値症例であれば，3～6カ月後の再検査で紹介を判断してよい❷（PSA測定は，3カ月に1回，3回を上限として保険適応となる）．

[参考文献]
1)「前立腺がん検診ガイドライン 2010年増補版（第1版）」（日本泌尿器科学会/編），金原出版，2010
2)「前立腺癌診療ガイドライン 2012年版（第2版）」（日本泌尿器科学会/編），金原出版，2012

キモの一言　PSAは年齢を加味して判断を．少し高い程度であれば再検査で紹介を判断

第8章 泌尿器科的問題

3. 泌尿器科より引き継いだ高齢患者の前立腺がんフォロー

前立腺がんのフォローの引継ぎ

症例 82歳男性．慢性心不全・認知症・前立腺がんがある方．今回，特別養護老人ホームの入所を契機に，泌尿器科より，診療情報提供書でLH-RHアゴニストの3カ月ごとの皮下注射治療の継続を含めた前立腺がんに対するフォローを依頼された．診療情報提供書によると，グリソンスコアは6点と低めであり，年齢含めて期待余命が10年以下と考えられるため，手術・放射線治療は行わない方針となっているとのことであった．

一般臨床医のアプローチ

■考えたこと・行ったこと

LH-RHアゴニストを3カ月ごとに注射することとし，薬剤が施設になかったため取り寄せを行った．PSAの測定も3カ月ごとに行ったが，大きな変動はなかったため，特に値によって対処を変えるなどは行わなかった．1年半ほど経過した際に，本人が心不全や肺炎で入退院をくり返すようになってきたため，前立腺がんが本人の生命予後やQOLと関連する状況ではないと考え，ご家族にもお話したうえで，LH-RHアゴニストの注射を中止した．

❓ここが知りたい

- 積極的な治療を行わない患者で，泌尿器科より一般臨床医が，前立腺がんのフォローを依頼された場合，どのようなポイントに注意してフォローしていけばよいでしょうか❹．
- また，フォローの途中で泌尿器科医にコンサルテーションすべきときはどのような場合でしょうか．内分泌療法の中止基準やその際のコンサルテーションの必要性などについても教えてください❺．

専門医のアドバイス

■ 症例への対応

　本症例は認知症のある82歳で，心不全・肺炎を伴う低悪性度前立腺がんである．手術や小線源治療も検討されたことから限局がんであったと思われる．ホルモン治療を中断することで，診断時のPSA値まで緩徐に上昇すると思われるが，生命予後にかかわる進行がんへと増悪するリスクは低いと考える．むしろ，定期的な注射による通院や経済的負担，ホルモン欠落症状による体調の変化（ホットフラッシュ，意欲低下，骨粗鬆症など）を考慮するとホルモン治療中断は適切な対応と思われる．全身状態が落ち着いていればPSA測定による経過観察は3～6カ月ごとに行う．

■ 一般的な対応 ■

- グリソンスコア（表）6点以下の限局性前立腺がんの10年疾患特異生存率はほぼ100％である．特に診断時PSA＜10 ng/mLであればさらに進行リスクは低い．無治療でもPSAを3～6カ月ごとに測定し，PSA上昇時（診断時PSAもしくはPSA＞10 ng/mL）にホルモン治療を再開することで，コントロール可能❹と思われる．

- 進行がんに対する間歇的ホルモン治療の考え方ではPSA＜4 ng/mLで休薬し，PSA 10～20 ng/mL以上で再開する場合が多く，参考に考えていただきたい❸．また，PSA＞50～100 ng/mLと上昇した場合には進行がんによる排尿障害や骨転移による疼痛・骨折のリスクを回避するためにホルモン療法の再開が必要である．ただしこの場合はもとの診断（悪性度，病期診断）が誤っている可能性があり，専門医への紹介が望ましい．

表　グリソンスコア

グリソンスコア	6点以下	7点	8～10点
悪性度	低悪性度	中悪性度	高悪性度

■ コンサルテーション・紹介のタイミング ■

- 高齢者におけるグリソンスコア6点以下の限局性前立腺がんに対して無治療経過観察とした場合，PSA10～20 ng/mL以上へ上昇する場合はホルモン治療再開を検討するが，家族が望むなら今後の方針を仰ぐために専門医への相談を考慮してもよい．ホルモン治療を再開してもPSA＞10 ng/mLと上昇する場合は専門医へ紹介を検討する❸．

キモの一言　高齢者における低悪性度前立腺がんは無治療PSA経過観察でも予後に影響しない．間歇的ホルモン治療とする場合は，PSA＞10 ng/mLを目安に再開を検討

第8章 泌尿器科的問題

4. 尿失禁・頻尿に対して過活動性膀胱を疑ったが第一選択薬剤で効果がない

過活動性膀胱に対するアプローチ

症例 85歳女性．高血圧・変形性膝関節症などで外来通院中の方．いつもはおひとりで来院されていたが，ある定期受診日に，ご長女と一緒に来院された．ご長女の話では，以前から尿の回数が多く，日中は1〜2時間おき，夜も3回くらいは排尿で起きており，また，この1カ月くらいは週に1回程度尿失禁も認めるとのことであった．「本人に，先生に伝えるよう言っても恥ずかしがって言わないんです」とのことで，ご長女から伝える目的で一緒に来院されたとのことであった．

一般臨床医のアプローチ

■ 考えたこと・行ったこと

本人にも話をうかがったところ，尿意切迫感があるようであった．尿路感染症などの可能性も考慮し，尿検査を施行．特に尿検査では異常は認めなかった．携帯型エコーによる測定では40 mLと残尿はみられなかった．過活動性膀胱症状質問票（OABSS）では9点であり，中等症の過活動性膀胱（OAB）が疑われた．薬剤として，プロピベリン塩酸塩（バップフォー®）を少量の10 mg/日より開始した．2週間後の再診ではあまり効果認めず，副作用も認めなかったため，20 mg/日に増量した．しかし，その後もあまり症状の改善は認めなかったため，漢方の牛車腎気丸を併用してみることとした．

❓ ここが知りたい

- 過活動性膀胱が疑われる高齢女性患者に対して，第一選択薬剤を使用したが，効果がみられない場合に，どのようにアプローチすればよいでしょうか．非薬物治療，生活指導を含め御教授ください❹．また，男性で同様の症状の場合，アプローチは異なりますでしょうか❺．

専門医のアドバイス

■ 症例への対応

　抗コリン薬が無効な場合，**排尿日誌**により多尿による頻尿を除外する．1回尿量が少ない（＜200 mL）場合はOABとして抗コリン薬の変更ないし増量を検討する．また，不安神経症や不眠症が背景にある場合もあり，少量の抗不安薬や睡眠導入薬で頻尿が改善することもある❹．多尿による頻尿の場合，抗コリン薬による治療は無効である．

■ 一般的な対応 ■

- 尿検査で感染，炎症を否定．エコー検査が可能なら結石や腫瘍の存在，残尿を除外することが望ましい．
- 頻尿には**排尿日誌**による**客観的な評価**が適切な診療に役立つ．目盛つきコップにて，1日の排尿時刻と排尿量を毎回すべて記録し，**1回尿量**［正常：200〜400 mL/回］，**1日尿量**［正常：1日尿量＜40 mL/kg］，**尿回数**［正常：4〜8回］を測定する．評価には**3日間の記録**が推奨されている．**1回尿量が少なく，1日尿量が適正**であれば，**OAB**として抗コリン薬の増量や変更を行う．フェソテロジンフマル酸塩（トビエース®）8 mgは既存薬より効果が高い．また，不安神経症やうつ病，不眠症が背景にある場合もあり，対応を考慮する必要がある．また**膀胱訓練**（トイレをあと5分我慢する）や**骨盤底筋体操**も効果がある❹．
- 排尿日誌に起床時刻と就寝時刻も記録し，日中尿量と夜間尿量をみると夜間頻尿の原因を知ることもできる．**夜間多尿**は1日尿量のうち**夜間尿量が1/3以上**（若年は1/5以上）を指す．眠前の飲水過多やカフェイン・アルコール摂取の制限，夕方から夜の軽い運動が有効である．
- **1回尿量が正常**で**多尿**であれば，糖尿病や腎機能障害，心不全などを鑑別する．**飲水過多**による頻尿には，**飲水を適量**に行うよう（尿量で20〜25 mL/kg/日）指導する．
- また，男性であれば前立腺肥大症を念頭に対応する❺ため，第8章-2（p.140）を参考にされたい．

■ コンサルテーション・紹介のタイミング ■

- 薬剤の変更や増量を行っても効果がない場合，患者が希望すれば専門医に相談するのがよい．また，検尿で血尿や難治性の白血球尿を認める場合は，結石や腫瘍の合併も考慮して念のため専門医への紹介を勧める．

［参考文献］
1)「夜間頻尿診療ガイドライン」（日本排尿機能学会，夜間頻尿診療ガイドライン作成委員会/編），ブラックウェルパブリッシング，2009

キモの一言　頻尿の診断には排尿日誌が有用

Column 10

前立腺肥大症の手術適応

● 一般臨床医も知っておいた方がよい紹介のポイント

前立腺肥大症は基本的にQOL疾患であり，手術の絶対的適応はない．**手術で症状の改善が見込まれ，手術希望がある方が適応といえる**．また前立腺特異抗原であるPSAが基準値以上の場合は，手術に先立って前立腺生検による前立腺がんの除外を考慮する場合がある．

● 手術の適応

前立腺肥大症診療ガイドラインにおける手術適応は，**①薬物治療の効果が不十分，②中等度から重度の症状，③尿閉・尿路感染症・血尿・膀胱結石などの合併もしくは発症リスクあり**，である[1]．ただし，薬物治療で症状が安定している症例でも①比較的若い（60～75歳），②前立腺が大きい（>50 mL），③頻尿症状よりも排尿障害が強いなどの症例は，いずれ薬物療法が無効となる可能性もあり，根治をめざすメリットも説明したうえで，希望があれば手術を勧めている．

● 手術を勧める時期

可能であれば早い時期が望ましい．一概にはいえないが，慢性的に排尿障害が持続していると膀胱の収縮機能障害をきたし，手術による閉塞解除後も十分な症状の改善が得られない場合がある．

● 手術を積極的に勧めない症例

①頻尿，尿意切迫症状のみ，②糖尿病合併，③高度の肥満，④前立腺が小さい（<30 mL）などの症例．**糖尿病や肥満症例は，術後に頻尿や失禁などの症状が増悪し，QOLを増悪させる場合がある**．手術希望される場合は専門医に十分相談を．

● 手術

前立腺肥大症の手術は，経尿道的前立腺切除手術（TURP）が標準治療である．本手術は低侵襲ながら，前立腺が大きい場合は出血や水中毒などのリスクが増加する．しかし近年では内視鏡システムの改良と技術の向上により，以前より低侵襲で確実な手術が可能となっている．さらには水中毒のリスクがない生理食塩水によるバイポーラTURや，前立腺を内腺のみ剥離・核出するため出血も少ないホルミウムレーザーを用いた手術（HoLEP）など，さらに侵襲が少ない新しい術式も広がっている．

［参考文献］
1）「前立腺肥大症診療ガイドライン」（日本泌尿器科学会/編），リッチヒルメディカル，2011

〈滝沢明利〉

Column 11

泌尿器科医から伝授する，尿道バルーンが入りにくいときへのアドバイス

● 男性における尿道カテーテル挿入のコツ

ポイントは3つ．①十分なペニスの牽引，②十分な潤滑，③十分な括約筋の弛緩である．

ゼリーを十分につけ，左中指と薬指でペニスはさんで引きあげ，拇指と示指で外尿道口を開くように亀頭をもつ．垂直にしっかりペニスを牽引することで尿道を直線化させ，カテーテルがたわまないように注意しながら挿入する（図1）．

患者の痛みや緊張が強いと，括約筋の緊張により尿道の抵抗が増す．ペニスの十分な牽引に加え，ゼリーを10 mLシリンジに満たして尿道に注入し，深呼吸で（力が入らぬように）息をはかせながら挿入するとよい．

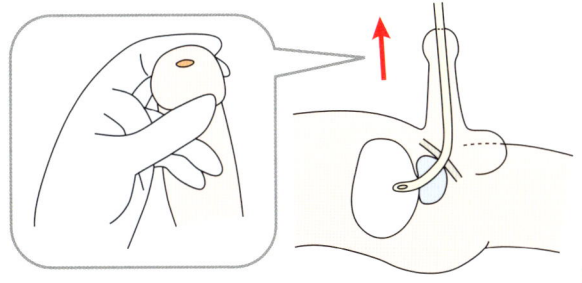

図1　尿道カテーテル留置

● 挿入困難時のカテーテルの選択

球部尿道で挿入しづらいときに，**チーマンタイプに変更すると容易に挿入できる場合がある**（図2）．この場合先端の屈曲が腹側に向くよう，助手に遠位端を正しい向きで保持してもらう必要がある．これでも挿入困難な場合は尿道狭窄の疑いがあるため，より細径なカテーテルで試すか，専門医に依頼するのがよい．

また，径が細すぎても挿入時に尿道カテーテルのコシがないために挿入しづらい場合がある．基本的には男性は16 Fr，女性は14 Frの尿道カテーテルを使用することが多い．

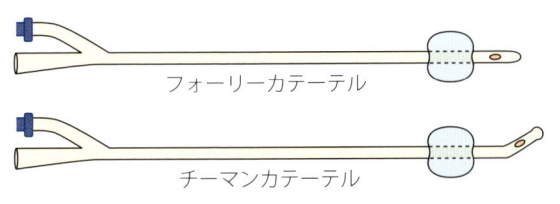

図2　尿道カテーテル

〈滝沢明利〉

第9章　口腔・歯科の問題

1. 食事量が減ったため口腔内を診ると潰瘍ができていた

義歯不適合に気付くには

症例

　86歳女性で重度認知症に対し，定期的に訪問診療を行っている方．7年前から徐々に認知機能の低下があり，現在はごく簡単な返答は可能であるが，症状の自発的な訴えは困難になっている．定期訪問時に家族より，「最近食事摂取が不良になっている」との相談があった．詳細を確認すると，実際に食事量の低下，体重減少がみられた．まずは何らかの身体疾患を念頭に身体診察や血液検査を行うも異常は認めず．病院への紹介を行い，さらなる原因検索を行うことも考慮されたが，家族としては受診が負担になることもあり，本人に苦痛がなければ検査は必要ないとの意見であった．食事摂取量は徐々に低下してきていることもあり，認知症の進行による食欲低下を考えた．

　しかし，何らかの口腔内の異常の可能性を考え口腔内の診察を行ったところ，歯肉に軽度潰瘍形成を認めた．

一般臨床医のアプローチ

■考えたこと

　義歯不適合および口腔内潰瘍により食事摂取が不良になっている可能性も疑った．

■行ったこと

　口腔内潰瘍に対し，まずは義歯を入れないよう指導して1週間経過をみたところ，潰瘍は自然軽快した．真菌感染や悪性腫瘍，自己免疫疾患などは否定的と思われ，義歯による物理的刺激が原因になっていると考えた．再度義歯を装着すると，一時的に食事摂取量増加したもののすぐに潰瘍が再発した．潰瘍形成には義歯不適合が背景にあると考え，訪問歯科に紹介することとした．

❓ ここが知りたい

- 義歯不適合の存在に気づくために心がけること，ヒントとなる徴候は何かありますでしょうか？ Ⓐ
- 義歯不適合があると思われた場合，歯科への診察依頼をする前に，一般臨床医にできることは何かありますでしょうか？ Ⓑ

専門医のアドバイス

■ 症例への対応

　高齢者は顎骨が吸収され，顎堤粘膜も薄くなる．そのため義歯の使用により疼痛など不快症状が出やすい．また，義歯の吸着や安定に必要な唾液も減少する．特に要介護高齢者では定期的に歯科受診することも困難なために，長期間調整がされていない不適合な義歯の使用がよくみられる．
　今回，義歯不適合を疑い義歯を外しておくように指示したことはよいが，潰瘍が治癒すると未調整の義歯をまた使用し再度潰瘍の原因となっている．

■ 一般的な対応

- まず口腔内を観察し潰瘍の原因を探す．
    - ・粘膜，舌，歯などに異常所見はないか確認
    - ・義歯の使用状況，適合状態，咬合状態，着脱方法の確認
    - ・本人や家族に最近の歯科受診状況を確認
- また，同時に口腔周囲筋である舌や口唇の動きなどもチェックしておくと摂食嚥下機能の評価にもなる．
- 義歯不適合以外にも義歯を装着している高齢者には口腔カンジダ症が発症しやすい．義歯床下粘膜に発赤を認め疼痛を訴え，義歯の装着を拒否する場合は口腔カンジダ症の可能性も考える．カンジダ症の場合，義歯調整のみでは症状は改善されず，抗真菌薬投与が必要である．

■ コンサルテーション・紹介のタイミング

- 義歯不適合の徴候を表に示す❶．これらの情報より義歯の不適合が疑われた場合すぐに歯科へ依頼する．患者や家族へは義歯を使用できない間の食事について，舌で押しつぶせる程度のやわらかい物をとるように伝えることなどが大切である❷．歯科は依頼を受け咬合状態や適合を確認しながら義歯を調整し，調整不可能な場合は新製することもある．義歯は咬耗を認めたり，体重の増減により不適合になりやすいため定期的な（最低でも半年から1年ごと）歯科受診が必要である．

表　義歯不適合の徴候

- 違和感や痛みを訴えたりする，義歯の装着を嫌がる，食欲がなくなる，食物を噛まずに丸呑みする
- 義歯が動いたり外れやすい
- 義歯の内面に食物が溜まりやすい　など

キモの一言　義歯は定期的な調整が必要である！

第9章 口腔・歯科の問題

2. 誤嚥性肺炎予防のため，口腔ケアの指導をしたい

口腔ケアの指導法

症例 84歳男性．6年前と2年前に脳梗塞の既往があり，意思の疎通は簡単な内容に限られ，ADL全介助となっている方．2度目の脳梗塞以降通院困難となり，訪問診療を行っている．現在嚥下機能の低下も認めており，水分にはとろみをつけ，食事もミキサー食とするなど，嚥下機能評価に基づく形態調整を行っている．しかし，現実的には最近1年で3回の誤嚥性肺炎を発症しており，今後も再発リスクが非常に高いと思われた．本人の以前からの意思に基づき経管栄養などの代替栄養摂取手段はとらないこととなっており，経口摂取を続けつつ，誤嚥をいかに予防していくかが鍵になっている．予防策の1つとして，以前より口腔ケアをしていただくよう指導していたが，診察時には口腔内が汚染されていることも多い状況であった．

一般臨床医のアプローチ

■考えたこと

今後の誤嚥や肺炎の再発を完全に予防することは困難と思われたが，口腔ケアの面では改善の余地があると思われた．しかし，家族は清潔な口腔環境を保つ必要性は理解されているものの，具体的な方法がわからず，心理的・時間的に負担感がある様子であった．本人の協力が得にくいなかで，家族が施行可能な口腔ケア方法についての指導が必要であると考えた．

■行ったこと

口腔ケアをより充実すれば，誤嚥と肺炎を予防することにつながりうることを再度説明した．また，訪問看護の導入も行い，具体的な方法についての実技指導を依頼した．

❓ここが知りたい

- 医師でも可能な家族に対する口腔ケアの指導法についてご教授ください❹．
- 在宅でのケアの際に使用する用具，薬品などについてもご教授ください❺．

専門医のアドバイス

■ 症例への対応
- 最も大切なのは口腔ケアの目的（表），必要性を家族や介助者に十分理解してもらうことである．
- 症例のように高齢者は免疫力低下に加え摂食嚥下に関与する筋力が低下し，誤嚥しやすい．その結果，誤嚥性肺炎を起こしやすいので要注意である．
- 口から食事を摂っていなくても不顕性誤嚥は起こるので口腔ケアはすべての方に必要である．

表　口腔ケアの目的
- 齲蝕や歯周病の予防
- 誤嚥性肺炎の予防
- 口臭予防
- 味覚を保ち食欲を増進させる
- 摂食嚥下機能の維持，向上につながる

■ 一般的な対応（口腔ケアの実際）
【ケアの前に用意するもの（図）】❽
- 歯ブラシ（ナイロンのものが衛生的），歯間ブラシやフロスなど補助器具
- スポンジブラシなど粘膜面の清掃器具
- 歯磨剤（高齢者には泡タイプがよい）
- 口腔内保湿剤
- コップ，懐中電灯
- 開口器（開口保持が困難な場合）

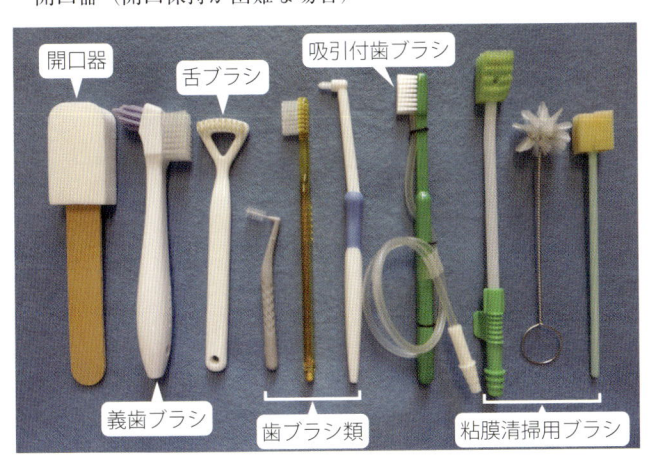

図　口腔ケア用器具

【ケアの指導法】 Ⓐ

　明るい場所で姿勢を整える．ベッド上の場合，頭を30度位上げ顎を引く．さらに麻痺がある場合，麻痺側を上にすると誤嚥防止になる．座位が可能であれば足をしっかりと地面につけ頭を固定する．覚醒の確認をする．

- 粘膜ケア
  ①乾燥がある場合，ケア前に保湿剤を塗布し数分間待ってからケアを開始
  ②粘膜用ブラシに水を含ませしっかり絞る
  ③ブラシは奥から手前へ粘膜の汚れを絡めとるように動かす．スポンジが汚れたら水ですすぐ
- 歯ブラシケア（歯が1本でもあれば歯ブラシを使用）
  ①軽く握り細かく動かす
  ②表側は軽く閉口させ口唇を指で引っ張り磨く
  ③歯と歯の間は歯間ブラシやフロスを使用する
  - ケア後はうがいをする．不可能であれば吸引器の使用やスポンジブラシなどで汚れをふきとる．その後，保湿剤を口腔内全体に薄く塗布する．最近は吸引付き歯ブラシや粘膜用ブラシがあるので誤嚥が気になる場合使用するとよい．
- 義歯のケア
  ①食後は義歯ブラシでこする
  ②就寝前に外し少量の水につけておく
  ③義歯洗浄剤を使用すると衛生的である

■ コンサルテーション・紹介のコツ ■

　今回のように口腔内の清掃状態が不良であるときはもちろんのこと，口腔ケアの方法や最適なケア用品がわからないときは歯科へ依頼する．

キモの一言　毎日のケアがQOLの向上につながる！

Column 12

歯科医から伝授する，歯科介入で改善しうる高齢者における口腔・歯科問題

　日本は超高齢社会を迎え人口の4人に1人が高齢者である．高齢者における歯科的問題は数多く存在する．唾液量の減少により口腔内の自浄性が低下し，齲蝕や歯周病，口腔カンジダ症，誤嚥性肺炎などを認めやすい．齲蝕や歯周病により歯を失うことが多く咀嚼能力が低下する．また口腔周囲筋などの筋力も低下し摂食嚥下に問題を抱えることが多い．

　これらのことより口から食べたり，人とコミュニケーションをとることが困難となりやすい．日本歯科医師会では1989年より8020運動（ハチマルニイマル運動）を推進している．平均20本以上の歯があれば満足のいく食生活を送れるといわれている．定期的な口腔ケアにより口腔の衛生状態を良好にし不快感をなくす，齲蝕や歯周病治療により1本でも多く健康な歯を残す，たとえ歯を失ったとしても義歯の作製などにより咬合を保ち咀嚼能力の低下を防ぐ，摂食嚥下機能の評価や指導を行う．このように歯科が介入することで**食欲増進，咀嚼能力向上，口からの食事量の増加，コミュニケーションの向上などを期待できる**．口からの食事が可能であれば栄養がとれ身体機能が向上する．体が健康になると，心の満足感や生きる喜びにつながっていく．

　高齢者への「どのような時に生きがいを感じるか」というアンケート調査では「食事」という回答が上位に見られている．我々歯科の介入により「口から食べる」という人間としての尊厳を支援し，患者はもちろん家族や介助者を含めたQOLの向上に寄与できると考えている．

　現在では訪問診療を行う歯科医院も増加している．通院が可能な方だけでなく，通院が困難な方であっても歯科へご依頼いただくことにより，すべての高齢者の定期的な歯科受診につなげていければと思う．

〈吉岡美和，海老原 務〉

第9章 口腔・歯科の問題

3. 抗血栓治療中の患者から，抜歯について相談された

抜歯時の抗血小板薬・抗凝固薬

症例 76歳男性．脳梗塞の既往があるが外来通院されている．意思疎通は可能だが，構音障害と左半身の不全麻痺を認めている．7年前の脳梗塞発症時の検査にて動脈の硬化性変化を認めたため，アテローム血栓性脳梗塞の診断でアスピリンの内服が開始された．以降アスピリンを継続して脳梗塞再発予防を図っている．状態は落ち着いていたが，本人より「歯が痛くて歯医者に行ったところ抜歯が必要といわれた」，「歯科医に血液サラサラの薬をやめていいか聞いてくるようにいわれた」とのことであった．抜歯は緊急性はないが，待機的には必要とのことであった．

一般臨床医のアプローチ

■考えたこと

患者は以前に頸動脈の高度な動脈硬化性変化を指摘されており，脳梗塞再発の可能性はそれなりに高いと思われ，抗血小板薬の休薬にはリスクを伴うと考えた．一方で歯科治療も本人のQOL改善の為には不可欠な状態であった．本人にとって安全に治療を受けるためにどうするべきか悩んだ．

■行ったこと

「抗血栓療法患者の抜歯に関するガイドライン」[1]によれば，アスピリン継続のまま抜歯しても重篤な出血性合併症はなく抜歯可能，との記載であった．

しかし，実際に行われる予定の歯科治療の侵襲度は不明であったため，歯科医師に対し「一般臨床医としては可能な限り薬剤の継続が望ましい」旨をお伝えし，治療の内容により御判断いただくよう診療情報提供を行った．

❓ここが知りたい
- 歯科治療で抗血小板薬・抗凝固薬の中止を要するのは，どのような場合でしょうか❹．
- 歯科医師の立場から，抗血小板薬・抗凝固薬内服中の患者が歯科治療をする際に必要な情報や，主治医に対して求めることについてご教授ください❺．

専門医のアドバイス

■症例への対応

抗血栓薬服用中の患者への抜歯に関しては2010年に「科学的根拠に基づく抗血

栓療法患者の抜歯に関するガイドライン」が制定された[1]．
　以前は抗血栓薬を中止することもあったが，最近では抜歯や小手術時に抗血栓薬中止による血栓，塞栓症を引き起こす危険性が問題となっている．原疾患が安定し至適治療域にコントロールされていれば，同薬剤継続下での処置が望ましいとされている．

一般的な対応

【抗凝固薬服用中の場合】
- ワルファリン服用中の場合PT-INR（プロトロンビン時間）の値が指標となる．PT-INR値は可能であれば抜歯当日の値，少なくとも72時間以内の値が必要となる．
- PT-INR≦3の場合，抗凝固薬継続下での抜歯が可能である．
- PT-INR＞3の場合や埋伏歯など骨の削除が必要な侵襲の大きな抜歯や小手術は口腔外科へ依頼した方が安全である．また値が3.5を超える場合，抜歯を中止し主治医へPT-INR値の是正を依頼する❶．
- 新しい抗凝固薬であるダビガトランエテキシラート（プラザキサ®）やリバーロキサバン（イグザレルト®）などを服用中の場合，PT-INR値ではなくAPTT値やPT値を参考にする．まだ抜歯に関するガイドラインはないが，普通抜歯であれば継続下での処置が推奨されている．

【抗血小板薬服用中の場合】
- 現在，抗血小板療法患者の抜歯時における適切な検査方法はない．可能であれば出血時間や血小板数などを確認する．抗血小板薬は継続下での処置が望ましいとされている．

コンサルテーション・紹介のタイミング

【歯科治療時に必要な情報】
　歯科治療の前に，ぜひ，主治医から下記の情報をご教授いただきたい❷．
- 原疾患の病状
- 合併症の有無
- 処方薬の種類，量
- PT-INR値，APTT値，PT値，出血時間，血小板数など
- 抜歯や小手術後の処方薬への注意事項
- 処置時の注意事項　　　　など

[参考文献]
1）「科学的根拠に基づく 抗血栓療法患者の抜歯に関するガイドライン 2010年版」（日本有病者歯科医療学会，日本口腔外科学会，日本老年歯科医学会／編），学術社，2010
2）「これならわかる ビスフォスフォネートと抗血栓薬投与患者への対応」（朝波惣一郎，他），クインテッセンス出版，2011

キモの一言
PT-INR≦3であれば通常どおり抜歯が可能である．
患者が自己判断で薬を中止しないように指導が必要である

第10章 精神科的問題

1. 「眠れない」と訴えるが，家族に聞くと本当は寝ている

不眠を訴える

症例

78歳男性．肺結核後遺症による慢性呼吸不全があり，6カ月前に重症肺炎にて長期入院をしたのを契機に廃用が進行し，2カ月前から在宅診療を行っている．日中も寝たり起きたりの生活をしているが，ここ最近は少しずつADLも拡充しており，身体の状態は良好であった．しかし本人からは，診察の度に「夜眠れない」「夜中のうちに目が覚めてそれからが寝付けなくなってしまう」などの訴えがあった．家族に話を聞くと，「日中も食後には1〜2時間ほどは昼寝をしている」「夜は夕食後に20時頃に就寝しているが，深夜2時頃に目を覚まし，ごそごそしている」との話であった．本人の様子からは，不眠に伴う疲労の蓄積などはみられなかった．

一般臨床医のアプローチ

■ 考えたこと

患者本人は夜間の中途覚醒について悩んでいる状態であった．しかし，家族の話からは日中も含めると睡眠時間は確保されており，生活リズムの問題が根本にあると考えた．極力日中の睡眠時間を抑え，夜間に集中的に睡眠を取ることで満足感が得られるのではないかと考えた．

■ 行ったこと

廃用の状態が改善傾向であったこともあり，日中は極力離床して生活することを提案した．「昼寝をする際にも時間を決めてする」，「デイサービスなども利用して外出の機会を作る」ことなどを提案した．また就寝時間を少し遅くしてみるよう提案した．

❓ ここが知りたい

- 実際には一定以上の睡眠がとれているにもかかわらず，「眠れない」と訴える方は多いですが，どのようにアプローチしたらよいでしょうか❹．
- 生活リズムが狂っている方に対してはどのような指導をすることが有効でしょうか❺．
- 睡眠導入剤などの薬剤投与を求められることも多いのですが，もしも投薬するのであればどのような薬剤を選択すべきでしょうか❻．

専門医のアドバイス

症例への対応

「眠れない」という訴えは主観的であり，客観的には眠れているようであっても中途覚醒や熟眠障害はわかりにくいため，本人に具体的に「何に困っているのか」を確認する❶．

「夜中に目が覚めてしまい再入眠ができない」→「『本人の希望通りに』眠れない」ことで困っていることを受容したうえで，睡眠覚醒リズムの修正を行えば解決することを伝え，睡眠に対する適切な理解を促し指導（睡眠衛生指導）を行う（表）❷．

また，本人の安心のために，夜間覚醒時の対処法を相談・指導しておく．目が覚めてもそのまま静かに目を閉じているだけで問題はないことを説明し，静かな音楽を流したりアロマオイルを利用したりする方法も提案する．対処が困難な場合は，対症的に薬物療法を考慮する．

表　睡眠障害対処12の指針

1）睡眠時間は人それぞれ，日中の眠気で困らなければ十分 ●睡眠の長い人，短い人，季節でも変化，8時間にこだわらない ●歳をとると必要な睡眠時間は短くなる	7）昼寝をするなら，15時前の20～30分 ●長い昼寝はかえってぼんやりのもと ●夕方以降の昼寝は夜の睡眠に悪影響
2）刺激物を避け，眠る前には自分なりのリラックス法 ●就床前4時間のカフェイン摂取，就床前1時間の喫煙は避ける ●軽い読書，音楽，ぬるめの入浴，香り，筋弛緩トレーニング	8）眠りが浅いときは，むしろ積極的に遅寝・早起きに ●寝床で長く過ごしすぎると熟睡感が減る
3）眠たくなってから床に就く，就床時刻にこだわりすぎない ●眠ろうとする意気込みが頭をさえさせ寝つきを悪くする	9）睡眠中の激しいいびき・呼吸停止や足のぴくつき・むずむず感は要注意 ●背景に睡眠の病気，専門治療が必要
4）同じ時刻に毎日起床 ●早寝早起きでなく，早起きが早寝に通じる ●日曜に遅くまで床で過ごすと，月曜の朝がつらくなる	10）十分眠っても日中の眠気が強い時は専門医に ●長時間眠っても日中の眠気で仕事・学業に支障がある場合は専門医に相談 ●車の運転に注意
5）光の利用でよい睡眠 ●目が覚めたら日光を取り入れ，体内時計をスイッチオン ●夜は明るすぎない照明を	11）睡眠薬代わりの寝酒は不眠のもと ●睡眠薬代わりの寝酒は，深い睡眠を減らし，夜中に目覚める原因となる
6）規則正しい3度の食事，規則的な運動習慣 ●朝食は心と体の目覚めに重要，夜食はごく軽く ●運動習慣は熟睡を促進	12）睡眠薬は医師の指示で正しく使えば安全 ●一定時刻に服用し就床 ●アルコールとの併用をしない

（厚生労働省　精神・神経疾患研究委託費「睡眠障害の診断・治療ガイドライン作成とその実証的研究班」平成13年度研究報告書より引用）

■ 一般的な対応 ■

- 本人の訴えと家族からの情報が異なる場合，家族に理解を得られていないことについて本人の緊張が強くなっていたり，家族も対応に困り疲弊していたりする．家族に「本人が困っていること」について理解を促し，具体的な対応を指示して協力を仰ぐ．
- 睡眠導入剤としては，非ベンゾジアゼピン系の睡眠薬〔ゾルピデム酒石酸塩（マイスリー®），ゾピクロン（アモバン®）〕が推奨される（10章-2参照）．Ⓒ

■ コンサルテーション・紹介のタイミング ■

- 不安・焦燥感が強い場合は精神科へ紹介する．また夜間覚醒時，本人が自分で対処できず家族の協力が得られない場合や家族の疲弊が強い場合は，精神科へ対応についてコンサルトする．

［参考文献］
1）「睡眠障害の対応と治療ガイドライン第2版」（内山 真/編），株式会社じほう，2012
2）「内科医のための不眠診療はじめの一歩」（小川朝生，谷口充孝/編），羊土社，2013
3）健康づくりのための睡眠指針2014（厚生労働省）
（www.mhlw.go.jp/file/04-Houdouhappyou.../0000042751.pdf）

キモの一言　「眠れない」という主観的な訴えに隠れている「困っていることは何か」を見極める

第10章 精神科的問題

2. 「眠れない」と訴え，本当に眠れていない

睡眠障害

症例

84歳男性．独居でADLは屋内自立しているが，加齢黄斑変性に伴う弱視があり，単独での外出は困難である．通院困難であり，血圧管理などを目的に訪問診療を行っている．元々は妻の介護をしていたが，半年前に妻が他界され，以降本人の訪問診療が開始された．身体的には落ち着いていたが，訪問診療開始後本人より「眠れない」との訴えがあった．日中は外出の機会はほとんどないものの，昼寝をすることはなく，趣味の家庭菜園などをしている．夜間は22時頃に就床するものの深夜3時頃まで入眠できず，朝方少し寝ても2～3時間で覚醒してしまうとのことであった．すでに就床前にカフェインを摂らないようにするなど工夫されていた．また夜間に排尿が4回程度あるとのことであった．別居中の家族が泊まりに来た際もやはり本人は睡眠が取れていない様子であったとのこと．どうしても眠れないときに，以前入院したときに処方されたブロチゾラムを半錠飲んでみたところその日はよく眠れたとのことで，できれば継続処方をしてもらいたいとのことであった．

一般臨床医のアプローチ

■考えたこと

妻との死別が不眠の一因となっている可能性が考えられたが，徐々に受け入れはできており，明らかな抑うつなどの症状は認めなかった．夜間頻尿が不眠の原因になっている可能性も考えた．

■行ったこと

夜間頻尿に対し前立腺肥大の可能性を考慮し，一度泌尿器科を受診していただいたが，前立腺の肥大は認めず，日中は頻尿を認めないことから排尿障害は軽度とのことであった．夜間の排尿については睡眠が取れないことにより回数が増えていると考え，弱視であること，高齢独居であることなどからベンゾジアゼピン系の睡眠導入薬は転倒リスクなどが危惧されたため，不眠に対してはラメルテオン（ロゼレム®）の処方を行った．しかし，その後も不眠の訴えは持続し，ブロチゾラムの処方を求められた．

❓ここが知りたい

- 高齢者の睡眠障害に対してどのようにアプローチしたらよいでしょうか？ Ⓐ
- どの薬剤をどのくらいの量から処方すべきでしょうか？ Ⓑ

専門医のアドバイス

■ 症例への対応

　入眠困難，熟眠障害などが顕著であり，その原因となりうる背景（弱視による不自由，妻の他界や独居など）から，おそらくご本人が自覚されている以上の心身の緊張や脳疲労はうかがわれ，また不眠に対処しようとすることでさらに緊張が強くなるという悪循環も生じていることが推測される．

　そのように考えられることをご本人やご家族に説明し，睡眠衛生教育を行うとともに，「不安緊張の悪循環を断ち切るためのきっかけ」として薬物療法を検討する．ミルタザピン（レメロン®，リフレックス®），トラゾドン（レスリン®，デジレル®），ミアンセリン塩酸塩（テトラミド®）などの抗うつ薬を初期量から開始する．状態によっては，非ベンゾジアゼピン系の抗不安薬〔タンドスピロンクエン酸塩（セディール®）〕や睡眠薬〔（ゾルピデム酒石酸塩（マイスリー®），ゾピクロン（アモバン®））〕の頓用も考慮する❸．抗不安薬や睡眠薬については服用の目的と服用方法についての指導を丁寧に行う．

■ 一般的な対応

- 本人の心身の状態，基礎疾患と服薬の有無，生活背景などを確認し，①睡眠障害の原因となりうる要因について可能な限り調整を試み，②治療目標（少なくとも生活に支障がない程度まで眠れればよい，など）を本人と共有し，③睡眠衛生教育を行ったうえで，④薬物療法を検討する．効果や副作用の可能性などを考慮する（コラム⓭，p.175も参照）❹．
- 心因や環境因への対応としては，医療のみならず生活も含めた本人へのサポートについて家族やスタッフとともに相談する．
- 各薬剤の具体的な処方量を以下に示す❸．
  - ミルタザピン（レメロン®，リフレックス®）：1回15 mg，就寝前
  - トラゾドン（レスリン®，デジレル®）：1回25 mg，就寝前
  - タンドスピロンクエン酸塩（セディール®）：1日5〜30 mg，1〜3回分服
  - ゾルピデム酒石酸塩（マイスリー®）：1回5〜10 mg，就寝前
  - ゾピクロン（アモバン®）：1回7.5〜10 mg，就寝前

■ コンサルテーション・紹介のタイミング

- 不眠以外に精神症状がみられる場合，不安が強い場合，第一選択薬で症状不変である場合は精神科へコンサルトあるいは紹介する．

［参考文献］
1）「睡眠薬の適正な使用と休薬のための診療ガイドライン〜出口を見据えた不眠医療マニュアル〜」
（http://www.jssr.jp/data/pdf/suiminyaku-guideline.pdf）
2）e-ヘルスネット（厚生労働省）：高齢者の睡眠
（http://www.e-healthnet.mhlw.go.jp/information/heart/k-02-004.html）

キモの一言　高齢者の不眠には「丁寧な症状把握」「適切な薬物療法」と「『安心』の処方」

第10章 精神科的問題

3. 夕方から落ち着きがなくなり，怒りやすくなる

せん妄の判断

症例

82歳女性．中等度のアルツハイマー型認知症，糖尿病，高血圧，変形性膝関節症あり在宅診療を受けている．夫は5年前に他界され，自宅で息子夫婦と住んでおり要介護3の認定を受けている．3カ月前よりショートステイを月に1度使用するようになった．ショートステイ期間は帰宅欲求の発言はみられることはあるものの穏やかに過ごされていることが多い．今回も5日前よりショートステイを利用中であったが，ある日の夕方より帰宅欲求や落ち着きがない様子がみられていた．翌日の朝には穏やかであり，様子をみていたが，午後より帰宅欲求や落ち着きない様子が再び始まり，職員に対して怒るようになってきた．

一般臨床医のアプローチ

■ 考えたこと

以前のショートステイ期間中は比較的穏やかに過ごされており，帰宅欲求もみられることはあった．落ち着きのない様子や易怒性の行動が急にみられるようになったことに違和感を感じたが，認知症の心理行動症状によるものだろうと思った．

■ 行ったこと

昼の時点ではバイタルサインを確認したが異常はみられなかった．食事摂取はできており，環境やケア面での変更，薬剤投与も変更なく，続くようであれば抗精神病薬の投与を考えていた．その後，夕方過ぎになり激しい悪寒が出現し体温上昇，酸素飽和度低下あり，感染症が懸念され家族へ連絡のうえ病院へ救急搬送となった．結果，尿路感染症の菌血症であったことが判明した．振り返ると急に焦燥感，易怒性が出現し，症状の変動があったことから昨日からせん妄状態であったのだろうと思われた．

❓ ここが知りたい

- 認知症とせん妄の鑑別のポイントを教えてください❹．
- 認知症がある方の場合にせん妄を早期に発見する方法はあるでしょうか❺．

専門医のアドバイス

■ 症例への対応

「せん妄」とは，認知機能の全般的障害を伴う意識障害と定義される[1]．簡易診断法であるconfusion assessment method（CAM）では，「急性発症で症状が変動」「注意力障害」がみられ「無秩序な思考」または「意識レベルの変化」により診断される．

表1　せん妄と認知症の鑑別

	せん妄	認知症
発症	急性，時期が明確で特定できる	通常は潜行性で時期は特定できない
経過	変動するが一過性（可逆性）	慢性に進行し持続性（不可逆性）
意識	混濁，変動する	正常
精神症状	錯覚や幻覚（特に幻視），変動性	幻覚は稀，軽度持続性

表2　せん妄の要因

準備因子	脳の老化や慢性的な脆弱性	加齢 器質性脳疾患，動脈硬化性疾患の既往 せん妄の既往 術前
促進因子	心理的負荷や状況要因	身体症状（便秘，尿閉，疼痛など） 心理社会的ストレス 環境変化（入院や施設入所など） 感覚遮断または感覚過剰（ICU）
直接因子	中枢神経系に影響を与えて急性の意識障害を生じさせる器質的要因	中枢神経疾患（脳血管障害，頭部外傷など） 全身性疾患（感染症，代謝障害など） 薬物とその離脱，化学物質中毒 手術

　せん妄について，その特徴と認知症との鑑別を**表1**に，要因について**表2**に示す．症状の把握などにより診断されれば，特定された原因に対する治療を行うⒶ．この症例では，認知症はせん妄の準備因子であり，これに促進因子であるショートステイと直接因子である感染症が重なって発症したものと思われる．

■ 一般的な対応 ■

- せん妄は医学的な緊急事態であり，できる限り早くその原因を特定する必要がある．明らかな原因が見当たらない場合は，徹底的に身体的検索を迅速に行う（バイタルサイン，血液生化学検査全般，尿検査，心電図，胸部X線，頭部CT，腰椎穿刺，脳波など）[1]．
- 認知症がある場合でも，「いつもと様子が違う」と感じられたら，せん妄の可能性も念頭におくことが早期発見のポイントとなる．そのためには，いつもの状態を適確に把握しておくことが重要となるⒷ．

■ コンサルテーション・紹介のタイミング ■

- 精神症状が顕著な（精神運動興奮が強い）場合，一般病棟で身体保護が困難と思われる場合は精神科へ紹介する．

［参考文献］
1）「カプラン臨床精神医学ハンドブック：DSM-Ⅳ-TR診断基準による診療の手引き」（融 道男，岩脇 淳/監訳），メディカル・サイエンス・インターナショナル，2003
2）「内科医のための精神症状の見方と対応」（宮岡 等/著），医学書院，1995

> **キモの一言**　突然いつもと違う様子がみられたら，意識障害の有無を確認して身体的検索を迅速に行う

第10章 精神科的問題

4. 引越しをしてから元気がない

低活動型せん妄を疑うとき

症例 79歳女性．脳梗塞，高血圧，脂質異常症の既往がある．20年前より息子夫婦との二世帯住宅の1階に1人で過ごしている．今回息子の仕事の関係から他県に引っ越しをすることになった．引っ越し後も二世帯住宅で本人は1階に住むことになった．

引っ越し数日してから前医からの紹介状持参のうえ，息子妻とともに当院へ初診で来院した．診察の際に息子妻から「最近本人の食欲がない」と訴えがあった．引っ越し前までは軽い物忘れはあるが自宅内での生活はできており，家族との外出もでき食欲もあり元気な様子であった．しかし引っ越しをしてから不眠となり，外出にも行きたがらず，日中は傾眠傾向であり，食事も引っ越し前の半分以下しかとれていないとのことであった．

本人は診察時には挨拶や応対はしっかりされていた．

一般臨床医のアプローチ

■ 考えたこと

現在の症状は食欲低下，活動性低下，無気力といったうつ病を疑わせるものはあるものの，家族からの病歴聴取では引っ越しの前後で明らかに変化があるようであり急激な変化と思われた．また初診時は比較的はっきりしている様子がみられ症状の変動も疑われ，うつ病というよりは低活動型せん妄の可能性を考えた．

■ 行ったこと

低活動型せん妄の可能性を考え，身体疾患，薬剤について確認をした．一般身体所見では有意な所見は認めなかった．評価のために一般血液検査を施行．また薬剤について前医の情報を確認したが変更はなかった．

数日後の検査結果説明時に再診したが，その際は本人の話し方はゆっくりで会話の時間もかかっていた．見当識を確認したがわからないという発言であった．一般血液検査は異常がみられなかった．今回は引っ越しという環境変化から低活動型せん妄を起こしているものと考え，家族と協力した生活面の改善，睡眠リズムへの介入を開始した．

❓ ここが知りたい

- 低活動型せん妄とうつ病の鑑別はどのような点に注意すればよいでしょうか❹．
- 低活動型せん妄の場合にどのようなときに薬物治療を行い，どのような薬剤が適切でしょうか❺．
- 低活動型せん妄とリロケーションダメージという概念の関係と，特に入院による影響について教えてください❻．

専門医のアドバイス

■ 症例への対応

　低活動型せん妄では，活動性の低下，発語が少なく動作が緩慢，不眠または過眠，無関心といった症状がうつ病と類似するため鑑別に苦慮するが，「急性発症で症状が変動する」「意識障害がある」点でうつ病とは異なる．抗コリン作用の強い抗うつ薬投与によりせん妄の悪化をきたすことがあるので，うつ病と誤診しないよう意識障害の検索が重要である❹．評価ツールにcommunication capacity scale（CCS）がある[1]．

　治療は，下記のように行う．
①背景にある基礎疾患の治療，誘因の除去，服薬内容のチェックと調整
②薬物療法：クエチアピン（セロクエル®），リスペリドン（リスパダール®），トラゾドン（レスリン®，デジレル®），ミアンセリン塩酸塩（テトラミド®）などを初期量またはその半量から投与する❺

■ 一般的な対応 ■

- 脳の老化や慢性的な脆弱性（準備因子）があるところに，環境変化が促進因子として働きリロケーションダメージとしてせん妄をきたす．特に入院においては生活リズムも含め，非日常の場に入ることに加え，適応する間もなく退院となると短期間に変化が重なることとなり，自宅に戻ってからもせん妄が遷延または生じることがある❻．住み慣れた環境への喪失感や新しい環境への不安，混乱が大きくならないよう，安心できるような配慮や時間なゆとりは重要となる．
- ベンゾジアゼピン系の睡眠薬や抗不安薬は，せん妄の増悪をきたすことがあるため，原則として用いない．
- 家族にはせん妄について説明し，環境に関する誘発因子の除去とともに，話しかけなど適度な刺激を与えていただくよう協力を依頼する．その他の対応を表に示す．

表　せん妄患者の精神面への対応と発症予防

① 病気や治療についてよく説明する
② 日中覚醒させ，夜間の睡眠を保つ（必要によっては睡眠導入剤を用いる）
③ プライバシーが保てるように，部屋の構造やベッドの配置を工夫する
④ 医療スタッフとの会話や家族や友人との面会の機会を増やす
⑤ 会話のなかで見当識障害がある（自分のいる場所や時間を誤って理解している）場合は，訂正しながら話す
⑥ 部屋の明るさ：せん妄の発症予防のためには窓やテレビなどを適切に配置して昼夜のリズムがわかる状態にするのが好ましく，せん妄が発症した場合は明るいままに保った方がよいとされる

＊①②③は特に発症予防のために重要
（文献2より引用）

■ コンサルテーション・紹介のタイミング ■

- 薬物療法で改善に乏しい場合や混合型せん妄（過活動型と低活動型が混在する）となる場合は精神科へコンサルトする．

［参考文献］
1) Morita T, et al：Communication Capacity Scale and Agitation Distress Scale to measure the severity of delirium in terminally ill cancer patients: a validation study. Palliat Med, 15：197-206, 2001
2) 「内科医のための精神症状の見方と対応」(宮岡 等/著)，医学書院，1995
3) 「せん妄の治療指針」日本総合病院精神医学会治療指針1（薬物療法検討小委員会編，星和書店，東京，2005)

> **キモの一言**　せん妄とうつ病は，発症と意識障害の有無で鑑別する

第10章 精神科的問題

5. 認知症が先か？ うつ状態が先か？
元気がなく身体疾患が否定的なとき

症例 高血圧で通院中の80歳女性．飲酒歴はない．生活は自立しており1人暮らしをしていた．数年前から頭重感，咽頭違和感，動悸をしばしば訴えていた．再診のたびにくり返し症状を訴えるので，診察時間が長くなる傾向にあった．数カ月前から食事が美味しく感じられず，全身が重くだるかった．身体診察や一般的な血液生化学検査で異常は認められず，甲状腺機能も正常であった．

一般臨床医のアプローチ

■ 考えたこと

いわゆる不定愁訴が長期にわたって続き，最近では食欲低下や倦怠感を訴えていた．まずはうつ病のチェックをする必要があると考えた．同じ訴えを何度もくり返していたのは認知症が基礎にあったからかもしれない．身体所見や検査所見では異常がなく，身体疾患の可能性は低い．

■ 行ったこと

DSM-5の診断基準（表）に基づき問診を行ったところ，抑うつ気分，不眠，易疲労性，倦怠感が当てはまった．またmini-mental state examination（MMSE）は30点満点中25点だった．明らかなうつ病とは診断できなかったが，軽度の認知症を合併した何らかのうつ病性障害だと考えた．不安や不眠には早く対応したかったが，抗うつ薬や抗認知症薬の選択，認知症の原因疾患の鑑別診断など判断が難しい点が多く，精神科専門医にコンサルテーションすることにした．

表 大うつ病エピソード診断基準（DSM-5）[1]

A. 下記の症状のうち5つが2週間以上ほとんど毎日存在する．①または②は必須

① 抑うつ気分
② 興味や喜びの著しい減退
③ 著しい体重減少や体重増加
④ 不眠や過眠
⑤ 精神運動焦燥や制止
⑥ 易疲労性やエネルギー減退
⑦ 無価値感や過剰または不適切な罪悪感
⑧ 思考力や集中力の減退
⑨ 死への反復的思考，反復的自殺念慮，自殺企図

B. 症状は臨床的に著しい苦痛または社会・職業的・他の重要な領域における機能障害を引き起こしている

C. エピソードが物質や他の医学的状態による精神的な影響によるものではない

ここが知りたい

認知症が基礎にありその周辺症状としてうつ状態が出現しているのか，うつ病に伴う"pseudo-dementia"なのか，その鑑別が難しいです．このような症例は多いと考えられますが，そのマネジメントの実際をお教えください．

専門医のアドバイス

■ 症例への対応

同じ訴えをくり返すのは，「訴えたことを忘れる」からだけではなく「不安が強い」場合もある．いわゆる不定愁訴が認知機能の低下も含め何らかの心身の機能低下によって自覚されたものとすれば，その持続によりさらなる不安や不調をきたしうつ状態に至ることも考えられる．

うつ病に伴う認知機能の低下（仮性認知症：pseudo-dementia）は，うつ症状の改善により回復すると考えられてきたが，近年の研究によりその一部は認知機能の低下が再発する，またはそのまま認知症に移行するという報告がある[2]．うつ病の経過中に認知症へと移行するケースはしばしば経験する．認知症を引き起こす神経病理的基盤がうつ病をも引き起こし，これらを1つの連続体と考える意見もある[2]．うつ病と認知症は合併することは多く，経過によって診断が明らかとなることも多い．

実際には，うつ状態の治療から開始し，定期的に効果判定や治療経過をみながら，認知症の治療を併用あるいは移行する．認知症の初期には自身の変化に違和感をおぼえ，不安が強くなり抑うつ的となることもあるため，SSRIやSNRIを少量で処方する．

■ 一般的な対応

- 認知症が疑われる時点で頭部画像検査は行っておく．
- 独居であり，第三者とのかかわりを保つためにも社会資源の活用につなげられるよう早めに対処する．

■ コンサルテーション・紹介のタイミング

- 不安が強い場合は精神科へ紹介する．また，診断や治療に迷う場合は早めに精神科へコンサルトする．

[参考文献]

1)「Diagnostic and statistical manual of mental disorders, fifth ed」(American psychiatric association), American psychiatric association, Arlinton, VA, 2013
2) 藤瀬昇，池田学：うつ病と認知症との関連について．精神経誌，114；276-282, 2012

キモの一言 うつ病と認知症の鑑別は精神科専門医でも難しい．精神科と診療連携しながら経過観察を

第10章 精神科的問題

6. 最近もの忘れが増えた

軽度の認知機能障害（MCI）への対応

症例 78歳女性．高血圧にて降圧薬を投与しており，当院に通院中．
21歳頃に夫と結婚．結婚後に主婦をしていたが40歳頃から夫の自営業の手伝いを行うようになり，現在も夫，息子とともに仕事を続けながら，夫との2人暮らしの生活を送っている．ある診察の日に一緒に来院された息子よりここ半年ほど直近の出来事を忘れたりすることがあったり，物をしまった場所を忘れるようなことが時折みられているということで相談を受けた．本人も最近物忘れを自覚することはあるという．

一般臨床医のアプローチ

■ 考えたこと

物忘れとして認知症，軽度認知機能障害（mild cognitive impairment：MCI），年相応の物忘れなのかを区別して考えることとした．そのために日常生活で影響がでていないか，認知機能の評価を行う必要があると考えた．

■ 行ったこと

基本的ADL，手段的ADLを交えて日常生活を評価し，また仕事の様子も伺った．基本的ADL，手段的ADLは保たれていた．ただ直近の出来事を忘れることや2日前と4日前の出来事のどちらが先であるかわからないようなこと，また仕事でも配達の問題で客からの注文を時折間違えることなどがこの半年ほどみられているようであった．認知機能はMMSEを実施したところ遅延再生の失点を含めて28点であった．日常生活への支障は来していないが，エピソード記憶の問題や仕事の様子などから軽度認知機能障害を疑った．現時点では認知症という判断はできないものの，物忘れや日常生活の様子の変化がみられないか経過をみていくことが大事であることを説明した．また日常生活の様子での変化を家族にもみていただき半年後に様子を伺うこととした．

半年後の診察時，本人は物忘れがあることの訴えについて変化はなかった．家族からは大きな変化はないが，今後の仕事や生活のことも心配という意見があった．相談の結果，精査を希望され，物忘れ外来へ紹介の方針となった．

❓ ここが知りたい

- 軽度認知機能障害と認知症の鑑別のポイントを教えてください❶．
- 軽度認知機能障害を疑ったときにどのように本人，家族へ説明していけばよいでしょうか❷．またどのような点に注意して経過をみていけばよいでしょうか．少しでも有効な介入法はないものでしょうか❸．

専門医のアドバイス

■ 症例への対応

軽度認知機能障害は，正常加齢と認知症の境界領域を示す状態である．記憶障害が主体で，認知機能や日常生活能力は保たれていることが特徴Ⓐである．軽度認知機能障害の10〜15％が1年以内に，約半数が5年以内に認知症に移行することから，早期診断は認知症の発症予備軍を発見して早期介入を行うために重要となる[1]．

症状や日常生活能力の把握，神経心理学的検査（HDS-R，MMSEなど）で評価し，軽度認知機能障害と診断された場合，病態の説明や認知症との関連について説明し，認知症への移行を予防するためにできることを指導する（表）．認知症への不安を煽ることなく，早期発見により「予防策が講じることができ，本人の意思を尊重する形で将来を考える時間的余裕をもち本人を支援する体制を整え備えることができる」というメリットを伝えるⒷ．

表　認知症予防

脳の状態を良好に保つために生活習慣を改善する：
　食事，運動，対人関係の維持，知的行動，睡眠

知的活動の習慣化（脳機能のトレーニング）：
- エピソード記憶訓練（体験を思い出す）
　　→日記や家計簿をつける
- 注意分割機能訓練（適切に注意を配りながら複数のことを行う）
　　→料理，人との交流
- 計画力を含む実行機能訓練（段取りを考えて実行する）
　　→買物，献立，旅行，頭を使うゲームなど

■ 一般的な対応

- 定期的に症状や日常生活能力の変化の有無を確認し，認知機能を客観的に評価する（コラム⑭，p.176参照）．また可能であれば頭部画像検査も行うⒸ．
- 軽度認知機能障害における抗認知症薬の効果については，きわめて限定的もしくは無効との報告であり[2]，一般的ではない．認知症への移行が懸念される状態がみられれば検討する．

■ コンサルテーション・紹介のタイミング

- 認知症の周辺症状（BPSD）がみられる場合は精神科へコンサルト・紹介する．

[参考文献]
1) 荒井啓行：アルツハイマー病—Ⅰ臨床の話題 3.軽度認知機能障害と痴呆症の早期診断．第125回日本医学会シンポジウム記録集，21-28
2) 山本泰司：軽度認知障害（MCI）に関する最近の話題．精神経誌，113 (6)：584-592，2011
3) 「認知症ハンドブック」（中島健二，他／編），医学書院，2013
4) 「誰でもわかる熊谷式3段階認知症治療介護ガイドBOOK」（熊谷頼佳，南雲晃彦／著），国際商業出版，2012

> **キモの一言**　軽度認知機能障害の診断は認知症予防にとって重要．早期介入できるきっかけとなる

第10章 精神科的問題

7. 孤独や機能障害を抱えた高齢者

高齢者におけるうつ状態

症例 88歳女性．5年前の脳梗塞で左不全片麻痺となり，2年前には帯状疱疹に罹患し現在も神経痛に悩まされていた．要介護2で介護サービスを利用しながら独居生活を送っていた．2カ月前からの微熱と倦怠感を主訴にホームヘルパーの同伴で当院を初診した．問診では抑うつ気分，興味の減退，不眠，不安・焦燥があった．娘が近くに住んでいるがあまり来てくれず，特に夜1人になると寂しく不安だと訴えた．こんな状態が続くなら，早くお迎えが来て欲しいともくり返し言った．

一般臨床医のアプローチ

■ 考えたこと

孤独や機能障害，慢性疼痛の存在は高齢者のうつ病の危険因子である（表）．これらが誘因となりうつ病を発症したと考えた．このような背景のうえに希死念慮があるので早急に精神科医に紹介したい．

表　晩年期うつ病の危険因子[1]

● 女性	● コントロールされていない疼痛
● 社会からの孤立	● 不眠
● 配偶者との別離，死別，離婚	● 身体機能障害
● 社会的経済的地位が低い	● 認知機能障害
● 他の疾患が併存	

■ 行ったこと

微熱や倦怠感などの症状はうつ病のために出ている症状で，うつ病を治療することで治る見込みがあると説明した．ただ気分の落ち込みが激しく正常な判断能力を失っている懸念があり，精神科にかかって治療を受けた方がよいと説明した．これまでよりも多くの援助が必要になることが予想されるので，ケアマネージャーと相談して要介護区分の変更申請をすることも勧めた．

❓ ここが知りたい

- このような状態であるにもかかわらず，ADLが低下して精神科を受診することさえ難しい患者に対しては，かかりつけ医が治療を行わなければならないことも多い現状です．マネジメント，薬物療法のうえで特に注意する点はあるかお教えてください❹．
- 「もうそろそろ死んでもいい」と言う高齢者は多いですが，その訴えの背景を探るコツを御教授ください❺．

専門医のアドバイス

■ 症例への対応（一般的な対応を含む）

　高齢者では，加齢による心身の機能の低下に加え，重大なライフイベントや慢性的な心理的負荷などが重なることにより心身のエネルギーが低下しうつ状態を呈することとなる．

　治療としては，多くの場合薬物療法を検討することとなるが，他の身体疾患や服薬状況に留意して少量から開始し，原則として単剤投与とするⒶ．

　重要なのは，精神療法や周囲からのサポートといった「人の力による」治療である．希死念慮を緊急性のある症状として捉えるばかりでなく，そのような状況で生きているのは「早くお迎えがきてほしい」と考えてしまうほどつらいことだと受容することは，むしろ気持ちを理解して認めてもらえたと本人が感じられることになるⒷ．人として向き合う姿勢それこそが治療的な意味を持つ．

　家族の協力が限られる場合は，ケアマネージャーなどと積極的に連携をとり，本人が孤立しないような体制をつくる．体力の維持と人との関わりを促す働きかけとしてデイサービスなど社会資源の利用を検討するⒶ．

■ コンサルテーション・紹介のタイミング

- 抗うつ薬の選択に迷うときや薬剤投与にても症状が不変である場合，不安・焦燥が強い場合，自傷他害の可能性がある場合は精神科へコンサルト・紹介する．

[参考文献]
1) Cole MG, Dendukuri N：Risk factors for depression among elderly community subjects：a systematic review and meta-analysis. Am J Psychiatry, 160 (6)：1147, 2003
2)「高齢者のうつについて」（厚生労働省）
　（http://www.mhlw.go.jp/topics/2009/05/dL/tp0501-siryou8-1.pdf）
3)「外来でのコミュニケーション技法」（飯島克巳/著），日本医事新報社，1995

キモの一言　高齢者のうつ状態の治療で重要なのは「孤立させないこと」と「気持ちに寄り添う態度と言葉」

第10章 精神科的問題

8. 車の運転をやめさせたい

運転免許に関する判断

症例 定期通院中の84歳男性．息子から「運転をやめさせたい」と相談があった．口論をくり返しているらしい．以下に，診察の結果を示す．

医学面（事故の危険因子）		状況
疾患	☑糖尿病　□虚血性心疾患 ☑睡眠障害　□脳血管障害 □失神の既往　□てんかん	本人の気持ち：「まだまだ運転できる」 　　　　　　　「車がないと不自由」 家族の気持ち：「事故が心配」 　　　　　　　「年なんだから運転も畑も止めて！」
運動機能	☑関節炎（変形軽度，可動域問題なし） □握力低下 ☑転倒（1カ月前に自宅前で） □パーキンソニズム	生活環境：山間の集落．妻（免許なし）と2人暮らし．隣町に息子家族居住．週末見に来る．移動は全て車
視覚聴覚	著しい障害なし（眼鏡・補聴器使用）	公共交通機関：バス（バス停徒歩20分，2時間に1便）
内服薬	☑ベンゾジアゼピン（brotizolamを長年服用） □三環系抗うつ薬 □抗ヒスタミン薬 □抗コリン薬	趣味・生きがい：農業（運転ではない）
		車：軽トラック．MT車．20年使用し乗り慣れている． 　使用目的：買い物・通院・農作業 　車への想い：特になし．足代わり
飲酒	焼酎0.5合/日　晩酌	□最近の事故 違反歴　　☑こすり傷あり
認知機能		問題点
本人より：物忘れは年のせいだ 妻より　：以前より物忘れが増えた．日常生活は困らない		止めることの問題 ●移動が自由にならない ●生きがいの農作業ができなくなる ●自尊心低下・依存・生きがい喪失でうつ発症
改訂長谷川式簡易知能評価スケール（HDS-R）：23点 臨床的認知症尺度（CDR）： 　0.5程度　家事もこなしている		代替案の問題 ●近所の人に頼む：遠慮．相手の都合次第．謝礼 ●タクシー：料金高い（自主返納制度で割引多少ある）
専門医へはまだ紹介せず，経過観察を選択した．		

一般臨床医のアプローチ

■考えたこと

　複数の危険因子と軽度の認知機能低下があり事故のリスクは高いが，「免許取り消し」できるほどではない．強引に進めれば，うつ発症や家族関係・医師患者関係悪化の危険がある．

■ 行ったこと

【本人と】 高齢者事故の現状・自主返納制度・危険因子について何気なく話題にした．すると，生活や農業のため運転は止められないが，実は衰えを感じ，友人の事故で不安があると話す．運転時には妻に同乗してもらうことを提案．定期的な認知機能テストも了承してもらった．

【家族と】 免許更新時の認知機能検査や，免許取り消し制度があるが，現状では該当しないため，**運転能力チェックのために定期的な同乗**を勧めた．また，代替の移動手段や農業をどうするか一緒に考えていくことにした．

【その後】 免許は更新できたが，翌年のHDS-R（改訂長谷川式知能評価スケール）は19点に低下．肘関節の歯車現象，幻視・**意識レベル低下**のエピソードあり．運転中に側溝に脱輪した．病院へ紹介し，レビー小体型認知症の疑いとなった．介護保険による宅配・送迎サービスの利用を開始．遠方への外出時は息子が運転を代行．畑への往復には小型トラクターを使うことにした．徐々に**運転の機会が減り**，本人納得のもと軽トラックを処分した．

❓ ここが知りたい

- 認知機能低下がどこまで進むとあるいはどのような機能低下があれば，免許取り消しにすべきでしょうか🅐．
- 本人がどうしても運転をやめないとき，どうアプローチしていけばよいでしょうか🅑．
- 医師から免許返納を提案するコツ，取り消し後の精神的ケアについて御教授ください🅒．

専門医のアドバイス

■ 症例への対応（一般的な対応を含む）

医師は，病状や治療により患者が交通事故の当事者となることを回避するよう努めなければならないが，同時に自動車の運転の制限が社会生活ないし職業上の支障や困難をきたすことも意識する必要がある[1]．運転をやめると本人が何に困るのかを理解し，家族が心配していることも共有したうえで，双方が共通の判断基準により話し合えるように問題を整理する．

①運転能力のチェックについては客観的な方法で評価し，判定の指標にする🅐．
　高齢運転者支援サイト：http://www.zensiren.or.jp/kourei/index.html
　講習予備検査について（警視庁）：
　　https://www.npa.go.jp/annai/license_renewal/ninti/index.html
　運転適正相談窓口について（警視庁）：
　　https://www.npa.go.jp/annai/license_renewal/conferennce_out_line.htm
②現在の状態，症状と運転能力低下との関係を医学的な情報とともに詳しく説明し，運転の危険性について本人が自覚するように促し，その回避について可能な限り具体的なアドバイスをする．家族に対し，運転をやめた場合に生じる本人の困難への理解を求め対策や協力を依頼する🅑．

③本人・家族ともに納得できる「ルール」を設定する．具体的にどのような症状や状況がみられたら運転をやめるのかを約束する．

　どの過程においても，「免許取り消し」といった本人にとって強制的な方法ではなく，本人が「自ら」運転をやめることを選択できるよう導くことを心がける．「納得して決断できる」ことが事後の精神的ケアにつながるⒸ．

■ コンサルテーション・紹介のタイミング ■

- 精神状態の客観的な評価を要する場合や本人の理解力低下が著しい場合は精神科へコンサルトする．

［参考文献］
1）「患者の自動車運転に関する精神科医のためのガイドライン」（公益社団法人日本精神神経学会），2014

> **キモの一言**　認知機能の低下があっても，人生を左右する決定ごとについては，可能な限り「本人が納得して決断できる」よう心がける

Column 13

精神科医から伝授する，高齢者に対する薬物減量・中止のコツ

　高齢者では，加齢による生理的機能の低下，筋肉量や体脂肪率の増減など体組成の変化による薬物体内動態の変動，薬物感受性の変化などにより副作用が生じやすいことや，複数の疾患の存在にて多剤併用となり重複投薬や薬物相互作用のリスクが高いことなどに注意を要する．

　また，**不安などの症状や認知機能の低下により服薬に対する理解力の低下があると，抵抗が強くて服薬ができないことや過量服薬，依存がみられることがある**．自己管理が困難な場合は服薬自体の支援が必要になる．

　薬物療法において，その効果の確認や評価，減量・中止，副作用の軽減，依存の防止などすべてに関して重要となるのは，「**服薬の目的と薬剤の特徴を本人が正しく理解し，常にそれを意識すること**」である．これは高齢者に限ったことではないが，慢性疾患などで服薬期間が長くなる可能性の高い高齢者ではなおさらであり，本人が管理困難な場合は，サポートを依頼する家族やスタッフなど周囲にも同様の意識も促す．

　治療時期による具体的な指導のしかたを以下に示す．

● 急性（初期治療）期

　なぜその薬を服用するのかという服薬の目的の確認と適切な服用方法の指導を行う．少しでも早く症状の軽減を図り安心できるよう対症療法の薬を効果的に使用する一方，症状が消失すれば中止することを伝えておく．

● 維持期

　継続が必要な薬と頓用とする対症療法の薬を区別し，症状をコントロールできるように薬物療法以外の方法も指導する．どのような状態になったら減量・中止できるのか説明しておく．

● 減量・中止期

　「状態が安定し本人が薬をやめても大丈夫と実感できていること」「ほかに状態が悪化する要因がないこと」を確認し，できるだけ緩やかな減量・中止を試みる．どのような状態がみられたら服用を継続・再開する必要があるのかを伝えておく．

　薬剤は増やすことより減らすことの方が難しい．上手な減薬・中止のコツは，**服薬開始時からの指導と薬物療法以外の治療とのバランスに重点をおくことである．**

〈益子雅笛〉

Column 14

精神科医から伝授する，短時間でできる高齢者の認知機能スクリーニング法

● 普段の診療で気をつけたいこと

　日常診療において患者さんの入室時より診察は始まるが，特に精神機能のチェックにおいては，**全体的な雰囲気や身なり，問いかけへの反応などがいつもと違うと感じ，違和感を覚えることは重要なポイント**となる．具体的には，身だしなみ・清潔感や何度も同じ話をする，話がずれて噛み合わないなどである．

　もの忘れなどについて，主観的な症状として相談があった場合はそのエピソードを確認することは困難ではないが，周囲から指摘された場合には，はぐらかし，取り繕う様子がみられることがある．本来，自分の体の異変に最初に気づくのは本人で，それは身体症状でも精神症状でも同じである．いつもと違う，何らかの機能低下があると感じると本人は驚き，そんなはずはないと否認し，周囲に悟られまいと隠そうとする．**認知症を疑う一方で，そのような心理を理解し本人がより不安にならないように配慮が必要**である．

● 簡単なスクリーニング法

　医師の観察によって初期の認知症を見分けるチェック方法がある（**表**）．これらすべての項目を確認しなくても，4項目以上チェックがあると認知症の可能性が高いといわれている[1]．

表　初期認知症徴候観察リスト
(observation List for early signs of dementia：OLD)[3]

記憶 忘れっぽさ	① いつも日にちを忘れている ② 少し前のことをしばしば忘れる ③ 最近聞いた話をくり返すことができない
語彙・会話内容 のくり返し	④ 同じことを言うことがしばしばある ⑤ いつも同じ話をくり返す
会話の組み立て 能力と文脈理解	⑥ 特定の単語や言葉が出てこないことがしばしばある ⑦ 話の脈絡をすぐに失う ⑧ 質問を理解していないことが答えからわかる ⑨ 会話を理解することがかなり困難
見当識障害 作話 依存など	⑩ 時間の観念がない ⑪ 話のつじつまを合わせようとする ⑫ 家族に依存する様子がある（本人に質問すると家族の方を向くなど）

また，認知機能のスクリーニングには長谷川式簡易知能評価スケール（HDS-R）やmini-mental state examination（MMSE）が頻用されるが，そのなかでも**短時間でできるものとして言語流暢性課題は有用である**．「ある種類に属する単語を1分間にできるだけ多く言ってもらう」もので，「野菜」だと女性に比べて男性のスコアが低くなるというデータがあることから「動物名」がよいとされる[2]．

[参考文献]

1) 「誰でもわかる熊谷式3段階認知症治療介護ガイドBOOK」（熊谷頼佳，南雲晃彦/著），国際商業出版，2012
2) 櫻井博文，羽生春夫：認知症の診断―認知症の初期診断，医薬ジャーナル，48；1967-1971，2012
3) Hopman-Rock M, et al：Development and validation of the Observation List for early signs of Dementia（OLD）．Int J Geriatr Psychiatry, 16：406-414, 2001

〈益子雅笛〉

第11章 栄養・リハビリテーションの問題

1. この高齢者はいったい何ができて何ができないのであろうか

高齢者の生活・自立度を評価する

症例

88歳男性．高血圧で長年1人で来院されていたが，最近近くに住む娘さんとともに外来へ来るようになった．もともと脳梗塞の既往があり，左の不全片麻痺があったが畑仕事もされ，通院時には畑での様子や，ふだんの生活の様子を生き生きと語ってくれ，今もその様子にはあまり変化はない．しかし先日たまたま1人でいらした娘さんの話では，最近は足腰が弱り，実はだいぶ以前から同居する86歳の妻からの介助も受けていたという．

一般臨床医のアプローチ

■考えたこと

主治医は，長く診ているのに患者の生活についてほとんど知らないことに気付かされた．Barthel index，高齢者総合的機能評価など聞いたことはあるが時間がかかりそうである．外来でうまくできるだろうか．

■行ったこと

まず，歩行・食事・整容・更衣・トイレ・入浴について，どの位自立しているかを把握しようと考え具体的に尋ねた．

❓ここが知りたい
- 患者の普段の様子を系統的に効率良く評価する方法はあるでしょうか A．
- 本症例のように老老介護が増えている印象ですが，介護者の視点で評価する方法もお教えください B．

専門医のアドバイス

■症例への対応

足腰が弱るロコモティブシンドロームでは，まず移動に絡むADLに支障が出る．歩行や段差昇降が辛くなり，1人で外出できない，トイレが間に合わない，などの問題が生じる．進行すると，車椅子への移乗，起居動作なども困難になるため，身体機能の診察とともに，関連するADLの状態を把握する必要がある．歩行・食事・整容・更衣・トイレ・入浴などの基礎的ADLはBarthel index[1]に含まれており，評価法も単純で，短時間で実施可能である A．

一般的な対応

- 高齢者総合的機能評価（CGA）[2]は，複合的な問題を抱えた高齢者の全体像をとらえようとする方法であり，その中の評価項目として認知機能や基礎的ADL，家事などの手段的ADL（IADL）も含まれる．しかし項目数が多く1回の外来時間内にすべてを行うのは困難である．簡易版スクリーニング（CGA-7）もあるが，これではADLの評価としては物足りない．
- 現在，国際的に最も多く用いられているADLの評価法はFIM（functional independence measure）[3]であり，他施設との比較や学術的な目的にも利用可能である．食事・整容・更衣・トイレ動作・歩行・階段昇降・排泄管理・コミュニケーション・記憶などの計18項目で構成されており，各項目の実際の介護の手間を7段階で点数化するため，まさに介護者の視点が反映されることになる（表）❸．採点のルールが細かく使いこなすには学習を要するが，慣れれば数分で評価可能である．
- 老老介護の場合では，いずれの評価法を用いても実情を反映しない可能性がある．その場合，家族やケア担当者に実際に行ったケアの内容を日々ノートに書き込んでもらい，外来時に持参してもらうと参考になる．

表　FIMの評価項目

大項目	中項目	小項目	大項目	中項目	小項目
運動項目	1. セルフケア	①食事	認知項目	5. コミュニケーション	⑭理解
		②整容			⑮表出
		③清拭（入浴）		6. 社会的認知	⑯社会的交流
		④更衣（上半身）			⑰問題解決
		⑤更衣（下半身）			⑱記憶
		⑥トイレ動作			
	2. 排泄コントロール	⑦排尿管理			
		⑧排便管理			
	3. 移乗	⑨ベッド・椅子・車椅子			
		⑩トイレ			
		⑪浴槽・シャワー			
	4. 移動	⑫歩行・車椅子			
		⑬階段			

[参考文献]
1)「脳卒中治療ガイドライン2009」（篠原幸人，他／編），協和企画，pp.352，2009
2)「高齢者総合的機能評価ガイドライン」（長寿科学総合研究CGAガイドライン研究班／著，鳥羽研二／監），厚生科学研究所，2003
3)「脳卒中患者の機能評価—SIASとFIM［基礎編］」（千野直一，他／編著），金原出版，2012

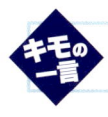

> **キモの一言**　ADLの評価はFIMを用いて，介護量を把握する

第11章 栄養・リハビリテーションの問題

2. この患者の栄養は十分なのであろうか

高齢者の栄養状態・食事内容を評価する

症例 88歳女性．高血圧で長年通院中．ある日の外来で付き添いの娘さんに「母が少しずつ痩せてきていますが大丈夫でしょうか」と聞かれた．ここ数年の後期高齢者健診の結果を見直してみると，年に1～2 kg程度体重が減少している．現在，身長150 cm，体重45 kgである．

一般臨床医のアプローチ

■ 考えたこと

生理的な体重減少もあり得ると考えたと同時に，タンパク質と総エネルギー量が欠乏した状態（protein energy malnutrition：PEM）も疑った．栄養評価を行い具体的な食事内容の提案をしたいと考えた．

■ 行ったこと

Body mass index（BMI）を求めたところ20であった．Harris-Benedictの式による基礎エネルギー消費量（BEE）は

[655.0955 ＋ 9.5634 × 45（kg）＋ 1.8496 × 150（cm）－ 4.6756 × 88（歳）＝ 951 kcal]

で，歩行可能であり活動係数は1.2，ストレス係数は1.0と考え，全エネルギー消費量（TEE）は

[951（kcal）× 1.2 × 1.0 ＝ 1,142]

で，約1,140 kcalと考えられた．

表 Harris-Benedictの式

Harris-Benedictの式：基礎エネルギー消費量（BEE）
男性 [66.4730 ＋ 13.7516W ＋ 5.033H － 6.7550A] 女性 [655.0955 ＋ 9.5634W ＋ 1.8496H － 4.6756A] W：体重（kg）　H：身長（cm）　A：年齢（年）
活動係数
寝たきり：1.0，歩行可：1.2，労働：1.4～1.8
ストレス係数
発熱などがなければ 1.0
全エネルギー消費量（TEE）
BEE×活動係数×ストレス係数

ここが知りたい

- 一般にやせ（低体重）はbody mass indexが18.5未満の場合とされますが，それ以上でも介入すべきなのはどのような高齢者に対してでしょうか🅐．
- 高齢者ではHarris-Benedictの推定式が適当でない場合もあると聞きますが教えてください🅑．計算ではなく，主観的な栄養スクリーニング法もお教えください🅒．
- 高齢者へ低栄養と同時に，筋力低下，活動度低下も生じて，虚弱に関連する要素が互いに悪循環に陥ること（cycle of fraility）を防ぐにはどうすればいいでしょうか🅓．

専門医のアドバイス

■ 症例への対応

- 日常的な食事の摂取不足が原因で，エネルギー・タンパク質不足のPEM（protein energy malnutrition）と考えられる．
- PEMは初期であれば食生活の改善で回復することができる．
- 体重維持のためには1,200 kcal以上，タンパク質の摂取を考えた食事が必要である．
- 毎食必ず主菜（肉，魚，卵，豆腐）を食べる．食事量が少ない場合，果物や乳製品などの間食を勧める．食欲が低下している高齢者へは食事を強要するのではなく食べるよう促すこと．

■ 一般的な対応

【高齢者の栄養評価】

- 現体重やBMIでの評価ではなく，体重の減少率を評価する．減少率10％以上で栄養介入が必要である🅐．
- Harris-Benedictの式で求めたBEEは高齢者の日本人には高めに出る傾向があり，数字の評価ではなく栄養状態の評価が重要である🅑．
- 栄養評価には主観的包括的評価（SGA）や簡易状態評価（MNA）が有用である[1]．
- SGAは少ない項目で効率よく，簡単な質問内容で栄養評価をする手法である[2]．体重減少の有無，食欲の有無，消耗する疾患の有無，消化器症状の有無，ADLに対する患者の栄養状態を評価する🅒．
- MNAは身長，体重，ふくらはぎ周囲の測定により栄養状態をスコア化し，認知症や意欲低下の患者の評価も可能である[3]．
- **食欲の有無は主食や主菜をどのくらい食べているか量を聞くこと．**

【Cycle of fraility の予防】

- 家庭（施設）での役割をもつことが重要．役割により自分の存在意味を感じ，家族と会話することで自分の気持ちを伝えることができ，積極的に活動することができる🅓．
- 散歩や家事をしたり，趣味をもつことで筋力低下や活動量低下を防ぎ，食事が食べられるようになる．
- 1人で食べる食事を減らすことも重要である（家族・友人との食事を増やす）．

- 1人暮らしの方は人（近隣の人，社会）とのかかわりをもたせる．
- 食事摂取が少ない場合，用途にあった栄養補助剤（125 mL，200 kcal）やエンシュア（250 mL，250 kcal），ラコール（200 mL，200 kcal）などの利用を勧める．

■ コンサルテーション・紹介のタイミング ■

- 食欲低下や特に主菜（タンパク質）の摂取量での減少傾向がみられたとき栄養士にコンサルテーションする時期である．

[参考文献]
1) 百木　和：高齢入院患者におけるSGAとMNAの有用性の比較．日本病態栄養学会誌，14．2：123-131，2011
2) 「NST完全ガイド 改訂版」（東口髙志），照林社，2009
3) 佐々木雅也：用語解説Mini Nutrition Assessment®．栄養-評価と治療，130（1）：54-57，2013

キモの一言 高齢者の低栄養予防は「生活や食事が楽しい」が重要である

Column 15

栄養士から伝授する，手軽に指導できる食事形態

　全国農業協同組合中央会の高齢者の食事と免疫に関する実態調査（JA全中調査）によると「単身世帯の高齢者は自分で食事の準備をする割合は9割」と2人以上の世帯の2倍近い結果が出ている．また，独居の場合外食より自炊が多いことがうかがえる．この事情を踏まえると手軽なバランスのよい食事の提案が重要となる．

● バランスのよい食事とは

　3食食べることで体内のリズムが正常化され，免疫力の向上につながる．バランスのよい食事とは，主菜，主食，副食をきちんと食べることである．

　主食は米飯，パン，麺などであるが，菓子パンよりサンドイッチや調理パン，カップ麺より米飯を勧めたい．レトルトご飯などの利用は便利である．

● タンパク質を毎日食べる

　主菜（肉・魚・卵・大豆製品）はタンパク質豊富な食品である．刺身・卵・豆腐は調理をせずに食べることができ，嚥下機能が低下している高齢者でも安全に食べられる食品である．肉や魚は焼く，炒めるなどが面倒なときは缶詰やレトルト食品の利用は柔かく骨まで食べられるため勧めたい．毎食これらの1品は食べることが必要である．

● 野菜の摂取の工夫

　味噌汁に野菜をたくさん入れる．1人用のなべ物セットや1人用カット野菜の利用などで無駄を最低限に減らす．お惣菜やお弁当の購入では，赤や緑，黄色の野菜のものを選ぶことを勧める．外食では野菜の多い中華を選ぶことも工夫の1つである．

● ビタミン・ミネラル補給

　バナナなどの果物と牛乳やヨーグルトなどの乳製品が加わればバランスのよい食事となる．簡単な食品の寄せ集めではあるが，高齢者にはとって食事作りは健康の秘訣である．

● 食事とは

　「社会活動への意欲と食事への関心度が比例関係にある」と上記のJA全中調査で報告があるように，友人や気の合う人たちと食事をともにすることは社会活動に参加することにつながり，非常に大切である．

〈宮内眞弓〉

第11章 栄養・リハビリテーションの問題

3. 寝込んでから足腰が弱ってしまった

廃用症候群の予防とリハビリ

症例 90歳女性．軽度の認知症で訪問診療中の患者である．急性胃腸炎となり経口摂取不良となったが，認知症のため入院が不可能で自宅で点滴し経過をみた．元々ゆっくり歩いてトイレへ行っていたが，約1週間臥床していたため不可能となり，介助で立ち上がるのがやっとである．

一般臨床医のアプローチ

■考えたこと
臥床による**廃用症候群**と考えた．高齢でやむを得ない面もあるが何とかリハビリで改善できないものであろうか．

■行ったこと
訪問リハビリについて勧め，「とにかく起きた方がよい」「なるべく，やってあげるのではなく，少しずつでも動いた方がいいですよ」と家族に日常生活でのリハビリを促した．しかし，本人は理解不可能で，家族も「高齢ですし…」とニーズに乏しかった．尿意はあるため，ケアマネージャーと相談してトイレの入り口まで車椅子で行き，トイレ内を歩くことからはじめることとした．

❓ ここが知りたい
- 廃用症候群はどの位の期間で生じる可能性があるのでしょうか❹．また，身体所見で廃用症候群を疑わせる所見はあるでしょうか❺．その改善には，順調に行った場合でどの位の時間を要するのでしょうか❻．
- 本症例のように臥床を余儀なくされる場合，廃用症候群を予防するために何かできたこと，しておくべきであったことがあれば具体的にお教えください❼．

専門医のアドバイス

■ 症例への対応

　離床を進めるため，まずは座位をとらせることを目指す．最初は血圧が低下しやすく体幹の筋力も低下しているので，ティルト機構付き車椅子を利用できるとよい．食事，排泄などの度に車椅子にしばらく座るように促し，徐々に時間を延長する．立ち上がりがやっとの状態であるので，トイレのような狭くて不安定な場所を歩かせるのは危険である．廊下の手すりなどに掴まり起立や立位保持の練習をしてから，安全な場所で歩行訓練を行う．

■ 一般的な対応

- 低活動に伴い，筋萎縮・筋力低下・関節拘縮・褥瘡などを認めたとき，廃用症候群を疑う❸．運動器以外にも血液量の減少や最大酸素摂取量の減少などさまざまな変化も起きるが，これらのなかで早いものは臥床後数時間から観察される．筋力低下は上肢よりも下肢，特に抗重力筋に優位に起こり，1週間で10〜15％程度低下する❹．
- 一方，その改善のためのリハビリにかかる時間は，臥床期間の約2〜3倍と考えられており❶，廃用症候群を予防することの意義は大きい．そのためには，まず臥床後早期から四肢体幹の自動運動を開始させる❷．最大筋力の20〜30％の筋収縮を行えば筋力の維持は可能であるが，短時間でもできるだけ強い負荷を与える方が効果的とされる．そして起立性低血圧を予防するために弾性ストッキングを着用させて，座位や立位をとらせる．廃用性筋萎縮や褥瘡を悪化させないために，可及的に早期から栄養療法は開始する❶．社会制度としては，介護保険制度を利用し，訪問リハビリテーションなどを利用するとよい．

■ コンサルテーション・紹介のタイミング

- 重度の廃用性変化がみられるとき，認知障害の悪化する可能性がなければ，入院してリハビリを行うことも勧められる．

［参考文献］
1)「特集　見直そう廃用症候群―症例にみるdisuseへのアプローチ」, 臨床リハ, 17, 2008

キモの一言　廃用症候群には臥床後早期からの予防に勝る治療はない

第11章 栄養・リハビリテーションの問題

4. 患者が再び転ばないためにはどうすればよいのか

転倒リスクと予防

症例 88歳女性．外来通院中．長男夫婦と同居しているが，日中は1人のことも多い．認知機能はしっかりしているが，亀背がありバランスがわるい．屋外ではシルバーカーを使用しているが，屋内は狭いためピックアップウォーカーの使用ができず伝い歩きをしている．ある日の外来受診時に自室で転倒したことが明らかになった．過去に数回の転倒歴があるが，骨折歴はない．

一般臨床医のアプローチ

■考えたこと
　転倒の原因は，亀背が進行しているという姿勢が影響していると考えた．それ以外の**転倒リスク**についてもアセスメントし，今後の**転倒予防**に活かすべきであると考えた．

■行ったこと
　転倒リスクについて本人要因と環境要因に分け情報収集を行った．本人要因は，筋力低下がややあり，バランス感覚に問題があり，認知機能・注意力は保たれていると考えた．元々足背に浮腫があり不動の影響と考えているが，これも転倒リスクになりうると考えた．
　つぎに環境要因は，患者の自室周囲の敷居・段差・敷物が気になったが，「転びやすい時間や状況」「転ぶ場所が決まっているか」など，はっきりとしたものはなかった．床にあるものはなるべく整理するように伝えた．

❓ここが知りたい
- **転倒リスク**を簡便にアセスメントする方法を教えて下さい❹．また，それぞれのリスクへの具体的な介入法をお教えください❺．

専門医のアドバイス

■ 症例への対応

　バランス障害や筋力低下などの原因により転倒をくり返し，そのために活動性が低下して廃用性変化も加わるという悪循環がみられる．これを断ち切るためには，下肢の筋力強化を含む複合的運動やバランス訓練などを開始し，継続することが重要である．認知や注意の障害はないので，転倒予防についての意識付けも有効である．そのほか，室内の整理整頓・段差の解消・手すりの取り付けなど，伝い歩きが確実にできる環境を整備するよう指導する．

■ 一般的な対応 ■

- 高齢者の転倒原因は，偶発的な事故を除くと身体的要因と環境的要因に分けられる．前者には，「フレイル」[1]として最近注目されている加齢性の変化や，循環器系や神経系などの疾患，服用薬物による影響などが含まれる．
- そのリスクに対する簡単なアセスメント方法に，fall risk index (FRI)[2] がある．過去1年の転倒歴が最も有力な予測因子となるが，ほかに，歩行速度の低下・杖の使用・円背の有無・多重内服の5項目で評価するⒶ．
- これらのリスクに対しては，疾患そのものの治療と並んで，"症例への対応"で示した運動療法や栄養改善による「転ばない体づくり」が重要である．さらに適切な装具や，杖，歩行器などの歩行補助具の選定が必要になる．また，できる限り服用薬剤も整理すべきである．環境的要因に対しては，ケアマネージャーと一緒に家屋を訪問し，転倒の原因と考えられる照明や段差などの問題点を指摘し，整理整頓，家具の配置換え，福祉用具の導入，住宅改修を指導するⒷのが理想的である．

■ コンサルテーション・紹介のタイミング ■

- 運動療法，装具処方などの必要性があれば，リハビリ科に紹介する．また各地の転倒予防教室で，楽しみながら無理なく継続できるように工夫されたさまざまなプログラムが展開されているので利用するとよい．

[参考文献]
1)「高齢者のフレイル（虚弱）とリハビリテーション」（近藤和泉／編），MB Med Reha, 170, 2014
2)「高齢者の転倒予防ガイドライン」（鳥羽研二／監）メジカルビュー社，2012

キモの一言　転倒の原因を分析し，転倒予防を包括的かつ継続的に行うことが重要

第11章 栄養・リハビリテーションの問題

5. 食事内容や食べさせ方で誤嚥を減らすには

誤嚥への対応

症例　88歳女性．特に疾患はないが，日常生活の自立が困難になり有料老人ホームに入所中である．食事介助を受けているが，介護職員によれば最近は食後に喉がガラガラすることがあり，稀に痰がゴロゴロして微熱も出るという．栄養状態は良好で，食欲はあり，明らかなむせはない．年齢相当の認知機能低下はある．義歯であるが施設に来る歯科医により定期的に調整がなされ，口腔ケアもなされている．

一般臨床医のアプローチ

■ 考えたこと

　むせはないものの**不顕性誤嚥**（silent aspiration）があると考えた．まず，食事中の覚醒度や，薬剤の影響を確認することが重要と考えた．つぎに，嚥下プロセスのどこに問題があり得るのかをふまえ，食事内容の工夫ができないかと考えた．食事中は常にケアワーカーが付いており，食事摂取中の姿勢の問題や，食べさせ方（量，ペース）に大きな問題はないと思われた．

■ 行ったこと

　食事中は，目をぱっちりと開けしっかりしているようであった．薬剤の確認を行ったが下剤以外に内服薬はなかった．
　嚥下プロセスについて確認したところ，まず認知期（先行期）はケアワーカーが「ご飯食べましょう」などと声かけをすると，「あら，おいしそう」などと言うとのことで，メインの問題でないと考えた．つぎに準備期（咀嚼と食塊形成）や口腔期（送り込み）については，ときどき口のなかでモゴモゴしているようであった．実際にゼリーを食べているところをたまたま見かけることがあったが，飲み込みの際はゴクンと喉頭が挙上していた．しかし，**水飲みテスト**は陽性で，**反復唾液嚥下テスト（RSST）** も30秒間に2回か3回と微妙な結果で，咽頭期や食道期，特に咽頭期に問題があると考えた．

❓ ここが知りたい

　食べることは人間としての基本であり，多少誤嚥が疑われてもご本人が食べたい範囲で好きなもの食べさせることが重要と考えております．本来は，栄養士・歯科医師・歯科衛生士・リハビリの訓練士（特に言語聴覚士）などと連携した嚥下機能評価や食事内容・食事介助指導が求められますが，地域に資源がなく困難なことが多い現状です．家族や介護職員へ食事内容についてある程度指導するために必要な，食事の物性と嚥下の状態，硬さ・付着性・凝集性やさまざまな食形態の種類・使い分けについてお教えください❹．また，誤嚥の患者に対する食事介助法を，家族や介護職員へ指導する際のポイントもお教えください❺．

専門医のアドバイス

■ 症例への対応
- 水分に薄い「とろみ」（コップを傾けると落ちるのが少し遅いと感じる程度）が必要である．
- 食事はやわらかく（箸やスプーンで切れる），ばらけず，はりつきにくい食品を選ぶ．
- 箸や小さめのスプーンでゆっくり食べ，頸部が後屈しない姿勢をとる．

■ 一般的な対応（嚥下に問題がある患者の基本）
- 嚥下の状態をむせの回数，口腔内の残留物，湿性嗄声の有無で評価する．経口摂取開始時に行う反復唾液飲み込みテスト（嚥下試験），水飲みテストはベッドサイドで行える簡便な機能評価法である．
- 注意が必要な食品が多くなるほど，高度な食事になり，噛む力により食事の固さを変える必要がある．水分にはとろみが必要となるが，薄い「とろみ」，はちみつ程度の中間の「とろみ」，プリン程度の濃い「とろみ」がある．安全なとろみ具合を評価することが重要だが，とろみばかり頼らず安全な水分摂取の工夫も必要である❹．
- 表に嚥下しやすい食品，嚥下しにくい食品と，その物性を示す．物性により分けられているが**物性などにこだわりすぎて本人の嗜好を無視した食事では意味がない**．
- 患者の体調や頸部が後屈しない姿勢（リクライニングの場合枕をあて頸部を前屈させる）や，食事を食べる速さに注意する．特に水分はゆっくり少量を心がける❺．
- 食後の口腔ケアが重要である．

表　食品の物性と嚥下のしやすさ，しにくさ

嚥下しやすい食品	適度なとろみがあるもの（ポタージュ），均一でまとまりやすいもの（ヨーグルト，温泉卵），粘着性が低い食品（ムース，絹ごし豆腐）．
嚥下しにくい食品	固体と液体が混ざったもの（雑炊や貝入りのスープ），固い食品，繊維が多い食品，ばらばら・ぱさぱさした食品（クッキーやせんべい），口腔内にはりつく食品（焼き海苔）．

■ コンサルテーション・紹介のタイミング
- 家族から食事の様子をしっかり聞くことが重要である．むせや口腔内の残留物，湿性嗄声が見られたとき食事の注意点を指導すべきである❺．早期介入が重要である．

［参考文献］
1）中村愛美：「とろみ」指標食材の物性解析　Line Spread Test法による「とろみ」の分類の適応と限界．日本摂食・嚥下リハビリテーション学会誌，16，2：155-164，2012

> **キモの一言**　「安全な食事」ではなく「楽しくおいしい安全な食事」を心かげよう

第11章 栄養・リハビリテーションの問題

6. 片麻痺への配慮をしたい

片麻痺患者へのリハビリ的対応

症例 75歳男性．3カ月前に心原性脳塞栓により左中大脳動脈領域の脳梗塞となり，元々住んでいた自宅近くの病院へ入院し加療・リハビリを行った．今回退院を契機に遠く離れた長男夫婦と同居することとなり，長男宅近くの診療所に初めて来院された．現在，右麻痺と失語があり，長男宅に住みはじめたが不自由で，何とかならないかケアマネージャーと相談中であるという．

一般臨床医のアプローチ

■考えたこと

自宅を実際に見ることができれば理想的であると考えたが，まずは日常動作について情報収集しようと考えた．失語もあり，コミュニケーションについてもアセスメントすべきと考えた．新しい環境に住みはじめたこともあって近所へ出るのも気にしているようであったが，何とか少しずつ社会参加を促したいと考えた．

■行ったこと

身体所見では，麻痺側はMMT（manual muscle testing）3程度で，深部腱反射は左上腕二頭筋・三頭筋ともに亢進していた．感覚障害は，触覚・位置ともに認めなかった．非麻痺側は握力18 kgw程度で下肢の筋力はほぼ保たれ，立ち上がりを介助すれば立位保持も可能であった．コミュニケーションは，理解は可能なようであったが，言語の表出に限界があった．

歩行・食事・トイレ・入浴について移動などでどのように問題であるか尋ねたところ，「廊下につかまるところがない」「トイレに入れるが出られない」などの情報が得られたものの具体的イメージに乏しかった．そもそも，脳梗塞で片麻痺のある患者の能力低下に関する知識が不足していた．

❓ここが知りたい

- 右利きの患者に一定以上の範囲の脳梗塞が生じた際の症状・機能障害について，病変が左右の場合に分けお教えください．また，それらへの一般的対策についてお教えください❹．
- 個別化が最も重要と思いますが，脳梗塞患者に生ずるさまざまな**社会的不利**への対策についてもご教授ください❺．

専門医のアドバイス

■ 症例への対応

リハビリ病院から遠方に退院したため，通常は退院前に行うべき家族指導や環境整備が不十分である．トイレは入口の左右どちらか片側にのみに手すりがあるためか，「入れるが出られない」という状況に陥っている可能性がある．住宅改修の手続きには時間が掛かるので，まずは福祉用具などで対応できないか，ケアマネージャーと相談をするよう促す．

■ 一般的な対応 ■

- 評価はまず，片麻痺や高次脳機能障害の程度を診察した後，普段通りの方法で起居動作や歩行を再現させる．そして本人と介護者のそれぞれから日常動作の様子を具体的に聞き出していく．FIM（functional independence measure）[1]（11章-1表，p.179）の評価項目に沿って質問すると聞き漏らしがない．老老介護の場合などで，当事者の話が要領を得ない場合は，図面や写真，ケアマネージャーからの情報を活用する．

- 右片麻痺の場合，利き手側の障害であることに加え，失語や失行の合併が特徴的である[2]．失語の回復には時間がかかるため，聞き手となる家族へ対応方法の指導を行うことも重要となる．一方，左片麻痺に伴う高次脳機能障害で，最も重要な症候は左半側空間無視である．左に置かれた食べ物のみを残す，左側の障害物に衝突するなどの症状が典型的である[3]．食事の際，トレイの左端に赤テープで目印を付けるなど，生活のなかで左側を意識させることが必要である．左片麻痺では運動麻痺に対する病態失認も伴いやすいため，転倒リスクも高く，後々まで介助が必要となることも多い[3] Ⓐ．

- 片麻痺の結果生じる社会的不利に対しては，介護保険制度を利用する．適宜福祉用具のレンタルや通所サービスなどの利用を提案し，介護者の負担を軽減する Ⓑ．またADLの改善には，実際の生活環境で訓練を行うことができる訪問リハビリが有効である．最近では失語についても通所あるいは訪問のリハビリが利用できることもあるので検討されたい．

■ コンサルテーション・紹介のタイミング ■

- 退院時よりADLが低下してしまったら，リハビリ科に相談する．

[参考文献]
1) 「脳卒中患者の機能評価―SIASとFIM［基礎編］」（千野直一，他/編著），金原出版，2012
2) 大沢愛子，前島伸一郎：疾患別高次脳機能障害のみかた―評価方法とその解釈―脳梗塞・脳出血（左大脳半球損傷）．MB Med Reha, 70：8-19, 2006
3) 石合純夫：疾患別高次脳機能障害のみかた―評価方法とその解釈―脳梗塞・脳出血（右大脳半球損傷）．MB Med Reha, 70：1-7, 2006

キモの一言　片麻痺では左右の違いにより対応を変えることが重要

第11章 栄養・リハビリテーションの問題

7. また口から食べたい！を実現するために

胃瘻から経口摂取にトライする

症例 80歳男性．近くの総合病院へ肺炎で入院したのを契機にADLが低下した．ほぼ寝たきりで経口摂取が不良となり，主治医と家族で話し合いがなされ胃瘻が造設された．退院後，訪問診療を開始した．患者のADLはしだいに改善し現在は端座位も安定し，廃用であったと考えられる状態から順調な回復経過である．最近，患者は「また，口から食べてみたい」とゆっくりと述べることが多く，家族からも「食べさせたい」との意向がある．認知症はなく，栄養状態は良好である．

一般臨床医のアプローチ

■ 考えたこと

直観的に「食べられそうだ！」と強く感じ，形態に留意し好きなものをすこしずつ食べさせてみようと考えた．**口腔ケア**が重要と考えたが，元々リハビリ目的で利用中の訪問看護師が行っており，最近は自分で歯磨きもある程度は可能である．

■ 行ったこと

空嚥下はゆっくりなら可能だが，少量の水を飲ませたところときどきむせてしまった．ゼリーを試したところ，喉頭が挙上する程度の嚥下がゆっくりみられたが，口腔内に残存し送り込み不全が疑われた．

❓ ここが知りたい

- 急性期を胃瘻でのりきった症例など，適切に造設された胃瘻を状況に応じて離脱することは，今後ますます重要と考えられます．禁食期間が長い場合，脳梗塞などの基礎疾患がなくても嚥下機能廃絶が生じうるのでしょうか❹．
- 患者や家族に経口摂取再開の意向がある場合に，経口摂取再開を段階的にはじめるコツ，在宅でまずどのような評価を行うべきか，ご家族にどのような説明をするべきかご教授ください❺．

専門医のアドバイス

■ 症例への対応

　高齢者では嚥下筋のサルコペニアなどのため，禁食期間が長くなると廃用による嚥下障害が生じうる❹．そのため胃瘻造設後に嚥下機能が退行することは多く，現時点での評価を行う必要がある．在宅で可能な簡便な嚥下評価法として，少量の水による改訂水飲みテストやプリンなどを用いたフードテストがあるが，不顕性誤嚥の診断は必ずしも容易ではない．むせがみられたりSpO_2が低下するようなら誤嚥が疑われるので，まずは間接嚥下訓練から開始する．口唇，舌，頸部の筋力や可動域を改善させるためのリハビリメニューを家族に指導する．その後も評価をくり返し，改善がみられたら直接嚥下訓練に進む❺．

■ 一般的な対応

- 高齢者では多発性脳梗塞による仮性球麻痺などが潜在することが珍しくないため，胃瘻造設に至るまでの病歴を確認する❹．また，不使用により義歯が不適合となっている場合は歯科に相談する．
- 嚥下造影検査や嚥下内視鏡検査により，安全に嚥下できる座位姿勢，頸部の角度，食形態，一口量などの条件を評価する．最適な状態を写真に撮り，毎回同じ姿勢を再現させる．最初は水分にとろみを付ける，粥や副食をペースト状にするなどの調整が必要となることが多い．くり返し嚥下や交互嚥下などの方法が有効なこともある．
- 家族には，指示された条件に従い無理をしないように指導し，患者の疲労やむせ，痰の量などを観察し記録させる．むせない誤嚥もあり，最も厄介であることに注意喚起する❺．
- 定期的に血液検査などで炎症反応や栄養状態のアセスメントを行い，問題なく摂取できている状態が継続している場合には段階的に食形態や食事量を上げ，逆に誤嚥が疑われる場合は，食形態を下げたりするなどの対応を行う（図1, 2）❺．食形態のレベル設定には嚥下食ピラミッドが参考になる[2]．数日から1週間ごとに訪問看護師や言語聴覚士が状況を確認し，食形態や量を決定するようにする．

■ コンサルテーション・紹介のタイミング

- 経口摂取開始後に，度々むせる，食事に時間がかかる，痰の増加，発熱，炎症反応の悪化などの症状があれば専門医に紹介する．

[参考文献]
1）「特集　胃瘻からの脱却を目指して―嚥下リハの挑戦」，臨床リハ，17，2008
2）日本摂食・嚥下リハビリテーション学会医療検討委員会：日本摂食・嚥下リハビリテーション学会嚥下調整食分類2013，日摂食嚥下リハ会誌，17：255-267，2013

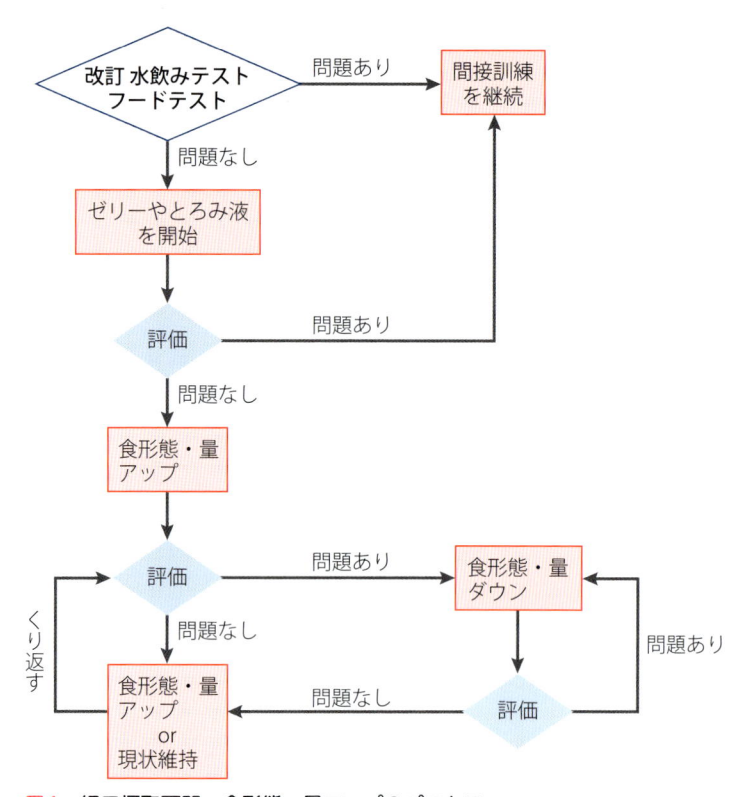

図1 経口摂取再開，食形態・量アップのプロセス

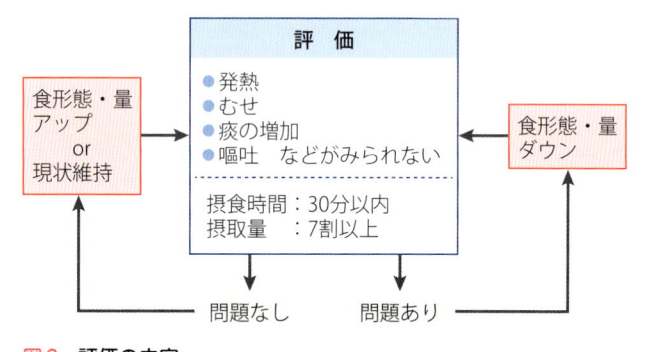

```
改訂 水飲みテスト／フードテスト
 ├─ 問題あり → 間接訓練を継続
 └─ 問題なし
     ↓
  ゼリーやとろみ液を開始
     ↓
   評価
   ├─ 問題あり → 間接訓練を継続
   └─ 問題なし
       ↓
    食形態・量アップ
       ↓
     評価
     ├─ 問題あり → 食形態・量ダウン → 評価
     │                              ├─ 問題あり（くり返す）
     │                              └─ 問題なし
     └─ 問題なし
         ↓
      食形態・量アップ or 現状維持
```

図2 評価の内容

評価
- 発熱
- むせ
- 痰の増加
- 嘔吐　などがみられない

摂食時間：30分以内
摂取量　：7割以上

- 問題なし → 食形態・量アップ or 現状維持
- 問題あり → 食形態・量ダウン

キモの一言　脱胃瘻は，嚥下評価をくり返し，無理せず段階的に進める

Column 16

リハビリ医から伝授する，患者・家族へのかかわり方

● リハビリへの期待が大きすぎる場合

　リハビリ入院中，患者は思うように障害が改善しないなどの理由でストレスが蓄積してくる．「手が動かないのは，きっとこの病院の治療法が悪いからだ！」と怒りをあらわにすることもある．そのような事態の悪化を防ぐためには**早期に患者・家族の信頼を得て，その後もよい関係を継続する努力が大切**である．まず初診時からじっくりと話を聞くという態度をアピールし，その後も毎日声を掛ける．リハ室にも足を運び，訓練を見守る．主治医からはリハビリの目標と方法，効果，どの程度の障害が残るかなどについて説明し，患者・家族の思いと現実とのズレを修正する．重い宣告をしたときに落胆する姿を見るのは辛いが，一時しのぎの言葉で取り繕うと，いずれ信頼をなくしトラブルの元凶になる．

● 低いモチベーションへの対応など

　意欲の低下した患者に対してはその原因を探る．意識障害，心理的な反応，前頭葉症状，うつ状態などによる場合があり，それぞれ対処法が異なる．アマンタジンや抗うつ薬を処方することもある．夜間の睡眠がうまく取れない場合には，日中の運動療法と薬剤調整により睡眠覚醒のリズムをつけるようにする．訓練メニューとしてはレクリエーションなど，視覚的・聴覚的に刺激があり，誰でも楽しくできるものへの参加を促す．また本人や家族から発症前の趣味などの情報を聞き，それらを訓練に取り入れるなどの工夫をする．

● 高次脳機能障害などがあるときの対応

　認知障害や高次脳機能障害があるときは，できるだけ**失敗体験**をさせないようにする．具体的には，課題の難易度を適度に調節し，タイムリーにヒントを出すなどの援助を行う．注目していることをアピールし，上手くできた場合には分かりやすく賞賛を与える．無用な混乱を避けるために，**日々のスケジュールはできるだけ変更しない．**また，**多職種のスタッフ間で情報交換を行い，患者・家族には対応法を統一する**ように指示することが大切である．

〈森　俊樹〉

第12章 救急医学的問題

1. 胸骨圧迫以外に何ができるか
救急車につなぐまでの診療所での心肺蘇生

症例 待合室から「先生！ 来てください！」と事務員の悲鳴．1カ月に1回の定期受診に来ていた84歳男性Kさん．急に胸を押さえて倒れたらしい．看護師は訪問に出かけている．診療所の除細動器はAEDのみ．

一般臨床医のアプローチ

■ 考えたこと

「100歳まで生きたい」と言っていたKさんだ．積極的な治療を考えよう．糖尿病・高血圧に狭心症でステント治療の既往がある．急性冠症候群からのVF（心室細動）・VT（心室頻拍）・心停止かも．救急隊到着まで10分以上．蘇生できればドクターヘリ搬送も可能か．

■ 行ったこと

患者の反応はない．事務員に「救急隊に連絡して」「AED持ってきて」「看護師に至急戻るよう連絡して」と指示．気道確保（頭部後屈・あご先挙上）したが呼吸はない．頸動脈拍動は判断できず胸骨圧迫を開始した．先日BLS講習を受けたばかりの事務員がAEDを持ってきてパッドを貼る．AEDの解析はショック必要なし．事務員がポケットマスクを用意．そこで，心肺蘇生（CPR）を任せて薬剤室へ．もどかしく点滴セットとアドレナリンを準備し血管を探す．そこへ看護師も帰ってきた．事務員と2人でCPRし，看護師がルートを確保してアドレナリンを静注．バックバルブマスクに持ち替え，酸素ボンベの準備を指示したところで救急隊が到着した．救急車収容時のモニターは心静止．CPRとアドレナリン投与を続けながら近くの病院まで同乗し救急外来に引き継いだ．

❓ ここが知りたい
- 静脈路確保・薬剤投与・酸素投与は人手がない中でも試みるべきでしょうか？ Ⓐ
- 診療所に常備するとよいお勧めの器具・薬剤は何でしょうか？ Ⓑ

専門医のアドバイス

■ 症例への対応

　心原性心停止をきたしたものと思われるKさんだが，AED解析でショック不要であることから，初期波形は心静止（Asystole）もしくは無脈性電気活動（PEA：pulseless electorical activity）であったと思われる．そこでPEA/Asystoleのアルゴリズムにのっとり静脈路確保後にアドレナリンを投与している．この手順はJRC（日本蘇生協議会）蘇生ガイドライン2010[1]に準じており，限られた状況のなかでも適切な対応であったといえよう．

■ 一般的な対応 ■

- 本邦では前述のガイドラインに則っての対応が標準的であろう．適切なBLSなくして効果的なACLS（二次心肺蘇生法）は期待できない．BLSのなかで最も重要なことは，**絶え間なく正確な胸骨圧迫を行うことと，早期の除細動（モニター付きAEDが便利！）** である．すなわち，人員配置ではまずこの2つを優先すべきであろう．人工呼吸に関しては，技術がないもしくは感染防御などの観点から施行

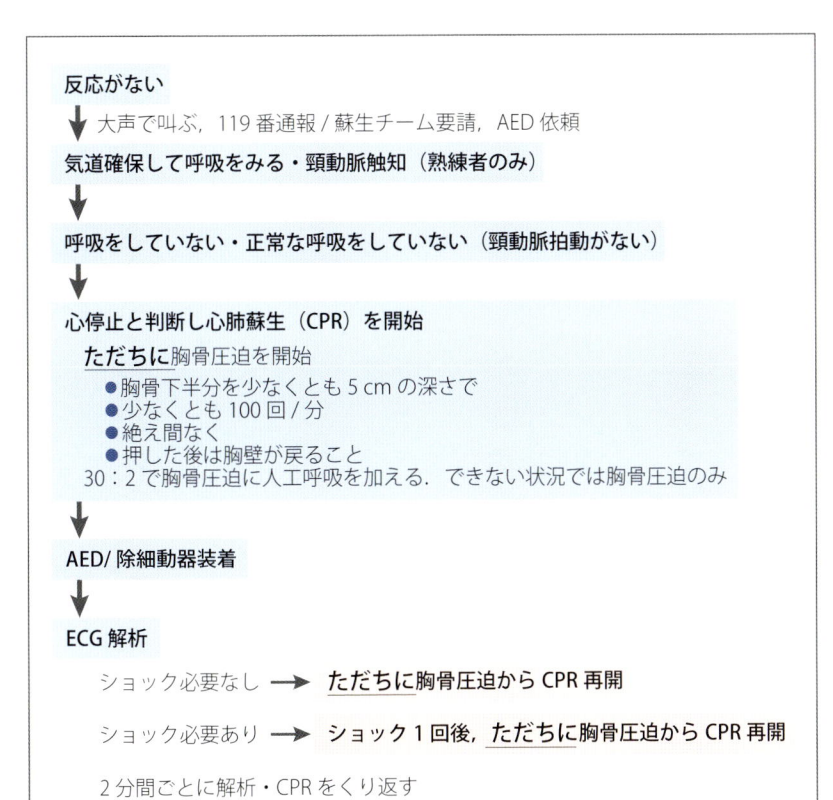

```
反応がない
  ↓ 大声で叫ぶ，119番通報/蘇生チーム要請，AED依頼
気道確保して呼吸をみる・頸動脈触知（熟練者のみ）
  ↓
呼吸をしていない・正常な呼吸をしていない（頸動脈拍動がない）
  ↓
心停止と判断し心肺蘇生（CPR）を開始
   ただちに胸骨圧迫を開始
    ● 胸骨下半分を少なくとも5cmの深さで
    ● 少なくとも100回/分
    ● 絶え間なく
    ● 押した後は胸壁が戻ること
   30：2で胸骨圧迫に人工呼吸を加える．できない状況では胸骨圧迫のみ
  ↓
AED/除細動器装着
  ↓
ECG解析
   ショック必要なし → ただちに胸骨圧迫からCPR再開
   ショック必要あり → ショック1回後，ただちに胸骨圧迫からCPR再開
   2分間ごとに解析・CPRをくり返す
```

図　医療用BLSアルゴリズム

が困難な場合には省略してもよい[1]が，医療従事者であればバックバルブマスク（常備！）による人工呼吸を行えるようにしておきたい．**酸素投与・静脈路確保・モニター装着は急変対応の基本セット**だ．人手がない中でも可能な限り施行してほしい．救急車到着までに時間を要する場合にはなおさらである．薬剤投与については，アルゴリズムに準じたアドレナリン投与までは行ってもらいたい．しかし，VF/PulselessVT に対するそれ以上の薬剤投与は，高次医療機関に委ねた方が賢明であろう❹．

- 心肺蘇生に用いる薬剤は多種あるが，多くの抗不整脈薬は適応症や日常の使用頻度などを考えると診療所レベルでの常備は非現実的であろう．アドレナリンは心停止時に最も使用する頻度の高い薬剤であり，喘息発作やアナフィラキシーでも使用するので，常備が望ましい．また，末梢性めまい症に投与することが多い重炭酸ナトリウムも，薬物中毒・代謝性アシドーシス・高カリウム血症による心停止で投与することがある❺．

■ コンサルテーション・紹介のタイミング ■

- （患者・家族の希望のない例は除き）すべての心肺停止症例・蘇生後症例は高次医療機関に搬送するべきである．

[参考文献]

1）「JRC 蘇生ガイドライン 2010」（日本蘇生協議会・日本救急医療財団/監），へるす出版，2010

> **キモの一言** 現場で即時に適切な BLS が開始されることが，患者さんの社会復帰への第一歩！

Column 17

脳死と臓器提供について一般臨床医が知っておくべきこと

現在本邦において，脳死下での臓器提供が可能な施設は，『「臓器の移植に関する法律」の運用に関する指針（ガイドライン）』[1]の定めるところの，いわゆる"5類型"に該当する施設（**表**）に限られています（なお，心停止下での臓器提供は手術室のある病院であれば可能です[2]）．

表　5類型に該当する施設

- 大学附属病院
- 日本救急医学会の指導医指定施設
- 日本脳神経外科学会の基幹施設または研修施設
- 救命救急センターとして認定された施設
- 日本小児総合医療施設協議会の会員施設

上記のような施設に勤務され，実際に脳死判定・臓器提供にかかわられる先生はそう多くはないと思われますが，一般臨床医の方々も臓器提供の意思表示の方法は知っておくべきでしょう．

● 臓器提供の意思表示の方法[2]

①インターネットによる意思登録：日本臓器移植ネットワークのホームページから登録可能です．

②健康保険証・運転免許証の意思表示欄への記入：裏面に意思表示欄のあるものがあります．

③意思表示カードやシールへの記入：シールは意思表示欄のない健康保険証や運転免許証に貼付します．意思表示カードやシールの設置配布場所は上記ホームページから確認できます．

意思表示欄の内容は共通で，**図**のようになっています．なお，意思表示は**15歳以上**から可能です．特記事項には組織の提供についてや，親族への優先提供（**ただし1親等もしくは配偶者のみ**）についての情報を記載します．

図　臓器提供意志表示カード：意思表示欄[2]

[参考文献]

1）『「臓器の移植に関する法律」の運用に関する指針（ガイドライン）』（厚生労働省ホームページ）
　　(http://www.mhlw.go.jp/bunya/kenkou/zouki_ishoku/hourei.html)
2）公益社団法人 日本臓器移植ネットワークホームページ (http://www.jotnw.or.jp/)

〈鈴木　亮〉

第12章 救急医学的問題

2. 誤嚥性肺炎が軽快して退院したが急変し，家族が救急車を呼んだ

高齢者の急変についての考え方

症例

85歳女性，Hoehn & Yahr 重症度5度，生活機能障害度3度のパーキンソン病があり，10年以上外来通院している．今回誤嚥性肺炎で近隣の病院へ入院し軽快退院．入院中は急変時には積極的治療を行わないこと（DNAR：do not attempt resuscitation）になっていたとのこと．退院約1週間後，車椅子で外来を受診したときは異常を認めなかった．しかしその3日後自宅で心肺停止状態で発見された．びっくりした家族が蘇生行為を行いながら救急要請，三次救急医療機関へ搬送された．搬送先の病院の担当医から情報提供を求める電話がかかってきた．

このところパーキンソン病は進行し徐々に外来通院も困難になってきていた．直近の外来受診時に主介護者である夫へ「進行したパーキンソン病があり，今後も誤嚥性肺炎の再発の可能性はある．何かあったときは入院中にお話しがあったように自然に看取るのがいいかもしれません」と伝え，夫も「そうですね」と返答していた．しかし，より具体的な話はしなかった．

一般臨床医のアプローチ

■ 考えたこと

病状の経過から考えれば，自然に看取る方針でよいと考えた．しかし家族は自然に看取るということをどのように考えていたのだろうか？ 医師側と共通の理解であったのであろうか？ 外来でもう少し具体的に急変時の対応について相談しておくべきだったのであろうか？

■ 行ったこと

搬送先の病院の担当医へ，進行したパーキンソン病があること，最近も誤嚥性肺炎で入院していたこと，前回外来受診時に具体的な話はしていないが，何かあったときは自然に看取るのがよいかもしれないと夫へ伝え，夫も了解していたことを伝えた．

❓ ここが知りたい

このような症例では，①入院されていた病院で外来フォローがなされるか，②入院中と異なる診療所などにおける外来でフォローされるか，③退院後に24時間対応の訪問診療が導入されるかなどによって，対応は異なると考えられます．しかし，総じて，入院中と異なり，外来通院となった段階では急変時の対応について相談するのは必ずしも容易ではありません．例えば悪性腫瘍の終末期ならば具体的な話もできますが，非がん・慢性疾患では起こり得ることが必ずしもその疾患に伴うもの

とは限らず，年齢や基礎疾患から「いつ何が起きても不思議ではありません」と伝えることはできても急変時の対応について細部まで事前に決められないこともあります．また当然ながら主介護者の理解が十分でないと難しいです．実際は高齢で進行した慢性疾患の患者さんでも，外来通院中の方の急変時は，三次救急医療機関へ搬送されることがあり得るでしょう．**搬送先の三次救急医療機関の立場から，非がん・慢性疾患における急変時の対応について，日頃から具体的にどのような話をされていると良いといったことはあるのでしょうか？**

専門医のアドバイス

■ 症例への対応

　筆者の勤務するような救命救急センター（三次救急医療機関）に，本症例のような状況で搬送されてくるケースは，稀ならず存在する．心肺停止患者の場合，救急隊は家族に蘇生の希望の有無を確認しつつ，病院選定を行う．この際に希望があれば，当然救命救急センターへの搬送が選択されるだろう．本症例の場合も，「びっくりした家族が蘇生行為を行いながら」という状況からは，三次救急医療機関への搬送が妥当であったものといえよう．

■ 一般的な対応 ■

- ステージⅣの悪性腫瘍のように，**誰（医療者・患者・家族）の目にも明らかな「終末期の状態」**であれば，蘇生行為が行われる状況にはおそらくならなかったと思われる．しかし，そのような場合にも，「予測される最期のパターン」を家族と共有しておく必要があるだろう．

- 本症例のようなパーキンソン病や，慢性閉塞性肺疾患（COPD）・認知症といった良性疾患の場合でも，いわゆる**「蘇生を控えるべき（控えた方がいいと思う）末期状態」**が存在することは我々医療者にとっては常識であるが，患者家族はそのようにとらえていないこともしばしばある．この共通認識の部分がおそらくもっとも重要であり，やはり我々医療者が**「迎え得る最期のパターン」を現実的な表現**で説明しておくことが肝要であると筆者は考える．

　誰がそのような説明をするかということについては，やはりその疾患を診ているかかりつけ医が望ましい．

■ コンサルテーション・紹介のタイミング ■

- 自宅や診療所での急変の場合，"なんで急変したのか" という理由を短時間で的確に判断することは難しい．心肺停止の場合には回復は難しいかもしれないが，例えば "低血糖による意識障害" や "気胸による呼吸困難" などは処置により回復する可能性が十分考えられる．一律に線引きをしてしまう急変対応は可能性を潰してしまうこともあるので注意が必要である．

> **キモの一言**　方針決定に迷ったら，救急車で搬送を！

索 引

数 字

Ⅱ度熱傷 128

欧 文

α1遮断薬 138
A1プーリー 97
ABI測定 91
AED 196
barthel index 178
best supportive care 135
BIS（ビスフォスフォネート） 101
BLSアルゴリズム 197
BMI (body mass index) 180
CAM (confusion assessment method) 161
CAS（頸動脈ステント留置術） 127
CCS (communication capacity scale) 164
CEA（頸動脈内膜剝離術） 127
CGA（高齢者総合的機能評価） 178, 179
Colles骨折 104, 105
consultation 19
consultation liaison 19
CTC (CT colonography) 135
DNAR (do not attempt resuscitation) 200
DSM-5 166
EKC（流行性角結膜炎） 34
E-PASS (estimation of physiologic ability and surgical stress) scoring system 135
FIM (functional independence measure) 179
finger tip unit 59
Fontaine分類 133
FRAX® 101
FRI (fall risk index) 187
Harris-Benedictの式 180
iNPH（特発性正常圧水頭症） 125
KOH直接鏡検 67, 69
MCI 168
mild cognitive impairment 168
minor head injury 122
MNA（簡易状態評価） 181
OAB（過活動性膀胱） 145
PEM (protein energy malnutrition) 180
PSA 138, 140
pseudo-dementia 167
red flag sign 93
refferal 19
RSST（反復唾液嚥下テスト） 181, 188
SGA（主観的包括的評価）
silent aspiration 188
treatable dementia 125

和 文

あ 行

赤眼 40
足白癬 67, 69
圧迫骨折 93
圧迫止血 115
アデノウイルス性結膜炎 35
アドレナリン 197
アルツハイマー型認知症 161
アレルギー性結膜炎 50, 51
アレルギー性鼻炎 120
アンカーテーピング法 73
意識障害 161, 164
意識清明期 123
意思決定能力 16
胃瘻 192, 193
陰部 76
うつ状態 166, 171
うつ病 163, 166, 170
うつ病性障害 166
運転能力のチェック 173
運転免許 172

栄養状態	180, 181	機能障害	170
栄養評価	181	機能評価法	189
嚥下機能評価	188	急性隅角閉塞緑内障	41
嚥下障害	193	急性硬膜外血腫	123
黄斑症	53	急性腰痛症	92
黄斑変性症	47, 53	急変	200
オムツ	67	急変時	201
オムツ皮膚炎	67	急変対応	201
		胸骨圧迫	196, 197

か行

外耳炎	118	矯正視力	53
外耳道	119	起立性低血圧	185
疥癬	62, 63	グリソンスコア	143
疥癬トンネル	63	経口摂取	192
外用ステロイド	69	軽症頭部外傷	123
過活動性膀胱	144	頸動脈ステント留置術（CAS）	127
蝸牛症状	109	頸動脈内膜剥離術（CEA）	127
下肢神経症状	91	軽度認知機能障害	168
下肢閉塞性動脈硬化症	132, 133	血管運動性鼻炎	121
下肢冷感	91	血管損傷	89
仮性認知症	167	結膜充血	34, 40
化膿性脊椎炎	93	肩関節周囲炎	94
貨幣状湿疹	58, 59	言語流暢性課題	177
かゆみ	51	検査	22
がん	93	腱損傷	89
簡易状態評価（MNA）	181	腱板断裂	95
ガングリオン	96, 97	肩峰下滑液包炎	95
間歇性跛行	90, 91, 102, 132	抗うつ薬	160
眼瞼内反	48	抗凝固薬	154
眼脂	34, 38, 51	抗凝固療法	56
カンジダ性間擦疹	66, 67	口腔ケア	150, 192
カンジダ腟炎	76	口腔・歯科問題	153
患者紹介のタイミング	24	口腔内潰瘍	148
患者背景	16	抗血小板薬	154
眼内レンズ挿入術	56	抗血小板療法	56
陥入爪	72, 73	高次脳機能障害	195
記憶障害	169	抗真菌薬	68
義歯	149	高度難聴	111
希死念慮	171	紅斑膿疱	67
義歯のケア	152	抗不安薬	160
義歯不適合	148, 149	抗めまい薬	109
ぎっくり腰	92	高齢者総合的機能評価（CGA）	178, 179
基底細胞癌	64, 65	誤嚥	188
		誤嚥性肺炎	200

黒色結節	65	紹介基準	22, 24
五十肩	95	紹介状	29
骨粗鬆症	84, 100	踵骨前方突起骨折	99
骨盤臓器脱	80	硝子体出血	47
骨密度測定	100	踵腓靭帯	99
股部白癬	67	静脈路確保	198
五苓散	126	睫毛内反	48
混合型せん妄	165	上腕骨外科頸骨折	84, 85
コンサルテーション	26	上腕二頭筋長頭腱腱鞘炎	95
		初期認知症徴候観察リスト	176

さ行

細菌性結膜炎	35	食事	183, 189
逆さまつげ	48	食事形態	183
坐骨神経痛	93	食事摂取量	182
酸素投与	198	食事内容	180
残尿	138	耳浴処置	113
残尿測定	139	食品の物性	189
霰粒腫	45	除細動	197
シーネ固定	105	自立度	178
歯科治療時	155	視力障害	42
子宮脱	80	視力低下	53
子宮留膿腫	75, 78	脂漏性角化	64
止血	115	伸筋腱損傷	89
耳垢	112	神経血管損傷	89
耳垢栓塞	112	神経心理学的検査	169
耳垢の切除	112	心原性心停止	197
しこり	131	人工関節	107
施設	22	心静止	196, 197
耳洗浄	113	靭帯性腱鞘	97
膝関節注射	107	心肺蘇生	196, 198
失語	191	心肺停止状態	200
湿疹	66	蕁麻疹様紅斑	71
社会資源	171	診療情報提供書	29
社会的不利	190	水晶体摘出術	56
充血	34, 40	水疱	71, 128, 129
重炭酸ナトリウム	198	水疱性類天疱瘡	70, 71
終末期の状態	201	睡眠衛生教育	160
主観的包括的評価（SGA）	181	睡眠衛生指導	157
熟眠障害	157, 160	睡眠覚醒リズム	157
手指切創	88, 89	睡眠時間	156
腫脹	44	睡眠障害	159
出血性膀胱炎	75	睡眠障害対処	157
紹介	19, 20	睡眠薬	160
		頭痛	40

ステロイド	71
正常眼圧緑内障	55
精神機能	176
精神症状	176
脊椎圧迫骨折	85
石灰沈着性腱板炎	95
前距腓靱帯	99
浅達性Ⅱ度熱傷	129
前庭症状	109
せん妄	161, 162, 163
前立腺	138
前立腺がん	140, 141, 142, 143
前立腺特異抗原	138
前立腺肥大症	139, 140
瘙痒	34
足関節	98
足関節靱帯損傷	99

た 行

ダーモスコピー	65
第5中足骨基部	99
大うつ病エピソード診断基準	166
帯下	74, 76
体重減少	181
対診	19
大腿骨近位部骨折	85, 87
大腿骨頸部骨折	84, 85, 87
大腿骨転子部骨折	84, 85, 87
大腸がん	134
遅発性の頭蓋内出血	123
中途覚醒	156, 157
爪白癬	67, 69
低活動型せん妄	163
テイネイ水	113
テーピング固定	72
テーピング法	48
点眼薬	54
転倒予防	186, 187
転倒リスク	186
瞳孔散大	41
橈骨遠位端骨折	85
糖尿病黄斑症	47
糖尿病網膜症	47, 53

頭部外傷	122
特発性正常圧水頭症	124

な 行

難聴	110
二分靱帯	99
乳がん	130, 131
乳房のしこり	130
入眠困難	160
尿意切迫感	144
尿失禁	138, 144
認知機能検査	173
認知機能障害	168
認知機能スクリーニング法	176
認知機能	16
認知機能の低下	167
認知症	161, 162, 166, 168, 176
認知障害	195
認知症予防	169
熱傷	128
捻挫	98
粘膜ケア	152
年齢階層別PSA	141
膿性帯下	78
膿疱	67

は 行

排尿日誌	145
廃用症候群	184, 185
白癬	68
白内障	53, 54, 56
白内障手術	37, 57
麦粒腫	44, 45
破傷風予防	88
バックバルブマスク	198
抜歯時	154
ばね指	96, 97
歯ブラシケア	152
晩年期うつ病	170
汎発性皮膚瘙痒症	61
反復唾液嚥下テスト（RSST）	188
ヒアルロン酸（HA）関節内注射	107
鼻炎	120

非回転性めまい感	108	水飲みテスト	188
皮下注射治療	142	耳掻き	112
皮脂欠乏症	58	無脈性電気活動	197
皮脂欠乏性湿疹	59	めまい症	109
鼻汁	120, 121	目やに	38
鼻出血	114	免許更新時	173
皮疹	58, 64, 66	免許取り消し制度	173
ビスフォスフォネート	101	網膜中心静脈閉塞症	42, 53
ヒゼンダニ	63	網膜中心動脈閉塞症	42
非専門領域	31	網膜動脈閉塞症	43, 53
左半側空間無視	191	網膜剥離	47, 53
左片麻痺	191	モニター装着	198
非特異的腰痛	103	もの忘れ	168, 176
飛蚊症	46, 47, 53		
鼻閉	120	**や行**	
鼻涙管閉塞	38	夜間覚醒時	157
頻尿	144	夜間頻尿	159
フォーク状変形	105	薬物減量・中止	175
不顕性誤嚥	188, 193	腰痛	93, 102
不定愁訴	167	腰部脊柱管狭窄症	90, 91
不眠	156	抑うつ	167
ふらつき	108		
フレイル	187	**ら行**	
平衡障害	109	裸眼視力	53
閉塞隅角緑内障	55	リエゾン	19
閉塞隅角緑内障発作	37, 41	理解度	16
閉塞性動脈硬化症	132	立方骨骨折	99
変形性膝関節症	106	リハビリ	195
便潜血	134	流行性角結膜炎	34, 35
片麻痺	191	流涙	38
片麻痺患者	190	緑内障	53, 54
拇趾陥入爪	72	緑内障点眼薬	55
補聴器	110	緑内障発作	40, 41
発疹	62	リロケーションダメージ	164
発赤	44	鱗屑	67
		涙道閉塞	39
ま行		涙嚢炎	39
膜性鱗屑	67	老人性乾皮症	61
慢性硬膜下血腫	126	ロコモティブシンドローム	178
慢性疼痛	170	歪視	46
右片麻痺	191	ワルファリン	155

●編者プロフィール

木村琢磨（きむら　たくま）
北里大学医学部 総合診療医学・地域総合医療学 准教授

東邦大学医学部卒業，国立東京第二病院で初期研修，国立病院東京医療センター総合診療科で後期研修，国立病院機構東埼玉病院総合診療科などを経て現職．
高齢者診療は，複雑で多面的な分野であり，総合診療医が主体的にやりがいを持って取り組むべき分野であると考えています．その高齢者診療における"頼れる主治医"に少しでも近づけるように研鑽を続けたいと思います．

松村真司（まつむら　しんじ）
松村医院 院長

1967年生まれ，1991年北海道大学卒，東京慈恵会医科大学研修医，国立東京第二病院総合診療科，UCLA総合内科，東京大学医学教育国際協力研究センターを経て2001年より現職．専門は総合診療．
生まれ故郷である東京都世田谷区にて外来も在宅も行う診療所医師として活動しています．軽やかなユーモアと少しのオプティミズムさえあればどんなことでも乗り切ることができる，そう信じながらこれからも活動を続けていきたいと思います．

頼れる主治医になるための
高齢者診療のコツを各科専門医が教えます

2015年4月1日　第1刷発行	編　集	木村琢磨，松村真司
	発行人	一戸裕子
	発行所	株式会社　羊　土　社
		〒101-0052
		東京都千代田区神田小川町2-5-1
		TEL　　03（5282）1211
		FAX　　03（5282）1212
		E-mail　eigyo@yodosha.co.jp
		URL　　http://www.yodosha.co.jp/
© YODOSHA CO., LTD. 2015	装　幀	野崎一人
Printed in Japan	印刷所	株式会社加藤文明社
ISBN978-4-7581-1771-5		

本書に掲載する著作物の複製権，上映権，譲渡権，公衆送信権（送信可能化権を含む）は（株）羊土社が保有します．
本書を無断で複製する行為（コピー，スキャン，デジタルデータ化など）は，著作権法上での限られた例外（「私的使用のための複製」など）を除き禁じられています．研究活動，診療を含む業務上使用する目的で上記の行為を行うことは大学，病院，企業などにおける内部的な利用であっても，私的使用には該当せず，違法です．また私的使用のためであっても，代行業者等の第三者に依頼して上記の行為を行うことは違法となります．

JCOPY ＜（社）出版者著作権管理機構 委託出版物＞
本書の無断複写は著作権法上での例外を除き禁じられています．複写される場合は，そのつど事前に，（社）出版者著作権管理機構（TEL 03-3513-6969，FAX 03-3513-6979，e-mail : info@jcopy.or.jp）の許諾を得てください．

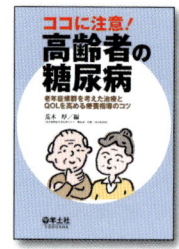

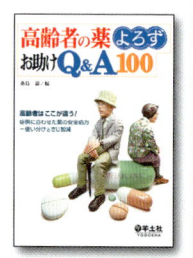

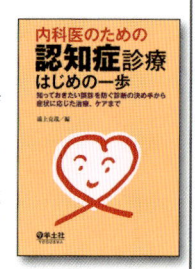

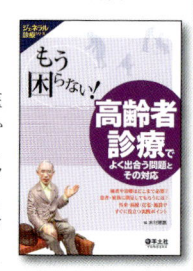